整合式短程心理咨询

Integrated Brief Psychotherapy

〔美〕张道龙　编著

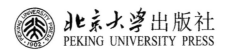

北京大学出版社

PEKING UNIVERSITY PRESS

图书在版编目(CIP)数据

整合式短程心理咨询/（美）张道龙编著. —北京：北京大学出版社，2013.9
ISBN 978-7-301-23033-6

Ⅰ. ①整… Ⅱ. ①张… Ⅲ. ①心理咨询－教材 Ⅳ.①R395.6

中国版本图书馆 CIP 数据核字(2013)第 190853 号

书　　　名：整合式短程心理咨询
著作责任者：〔美〕张道龙　编著
策 划 编 辑：赵学敏
责 任 编 辑：李　玥
标 准 书 号：ISBN 978-7-301-23033-6/B·1140
出 版 发 行：北京大学出版社
地　　　址：北京市海淀区成府路 205 号　　100871
网　　　址：http://www.pup.cn　　新浪官方微博:@北京大学出版社
电 子 邮 箱：编辑部 zyjy@pup.cn　　总编室 zpup.cn
电　　　话：邮购部 010-62752015　发行部 010-62750672　编辑部 010-62704142
印　刷　者：河北滦县鑫华书刊印刷厂
经　销　者：新华书店
　　　　　　720 毫米×1020 毫米　16 开本　14 印张　230 千字
　　　　　　2013 年 9 月第 1 版　2024 年 4 月第 8 次印刷
定　　　价：32.00 元

序

　　2013 年是心理学界的重要年份：5 月 1 日起,《中华人民共和国精神卫生法》(下文简称《精神卫生法》)正式施行;经过十多年的酝酿,美国精神病学会(American Psychiatric Association,APA)于 5 月 18 日正式出版了新的《美国精神障碍诊断与统计手册》(第 5 版)(Diagnostic and Statistical Manual of Mental Disorders,DSM-5);6 月中旬,中国"员工帮助计划"(Employee Assistance Program,EAP)行业举行第一次全国高峰会议,正式成立国际"员工帮助计划"协会(Employee Assistance Professionals Association,EAPA)中国分会。

　　借着世界心理学界的东风,中国心理学界终于开始走上专业化、职业化和规范化的道路,而这些接踵而至的大事件也向整个中国心理学界提出了非常严峻的挑战,向中国近 30 万心理学从业人员提出了更专业的要求。自 2013 年 5 月 1 日起,根据《精神卫生法》的规定,中国心理咨询师们只能够进行"评估"和"干预"的工作,而精神心理疾病必须要转介给专业的医疗机构进行诊断和治疗。然而,如何贯彻《精神卫生法》的要求,如何用专业知识和技能武装我们自身,如何防止出现误诊、误治,如何适时、恰当地转介,是对中国心理咨询师的一大挑战。

　　从精神疾病的诊断学角度看,中国 2001 年完成了第三版《中国精神障碍分类与诊断标准》(Chinese Classification of Mental Disorders,CCMD-3),美国 2013 年出版了最新的 DSM-5,未来世界卫生组织将修订出台第十一版《国际疾病分类》(International Classification of Diseases,ICD-11),这些都使我们有条件拥有更多诊断学的理论来武装自己。

　　从治疗学的角度看,逐渐走向以"实证"为基础的"短程心理咨询",是世界应用心理学界发展的潮流和趋势。美国的医学界率先走入"实证",紧随其后的是美国心理学会、美国临床社工协会和美国 EAP 协会,而中国心理学界的治疗学的方法和技术也必须顺应世界潮流,随之加以改进。同时,由于生活节奏的加快,保险公司的利益诉求以及心理咨询服务对象对于心理咨询效率和效果的要求,使得心理咨询由"长程式"逐渐走向"短程化",这是世界应用心理学界发展的先进趋势。

在世界应用心理学界走向"以实证为基础的短程心理咨询"这个大背景下,张道龙博士审时度势推出了《整合式短程心理咨询》一书,为中国精神医学界、心理学界贡献了颇具价值的有效工具。此书中所涉及的"动机面询技术"教授我们如何帮助来访者解决阻抗,"短程精神动力学"指导我们如何找出来访者的病理模式,"焦点解决短程治疗技术"、"短程认知行为疗法"与"短程家庭治疗"这三种技术则用于为来访者的困扰构建解决之道。张道龙博士曾忙里偷闲在北京短时间教授以上技术,受到热烈而广泛的欢迎。他基于自己丰富的临床经验将这五种最经典的短程心理咨询方法融会贯通、灵活运用,旨在为中国心理学界"整合式短程心理咨询"的未来发展趋势抛砖引玉,极为难能可贵!

通读此书不仅能够让我们重温现代、后现代临床心理学的精华,更能够让我们吸收张道龙博士从医 20 多年、亲自诊治超过 18000 多名来访者的宝贵经验,尤其是他同时在中美两国精神医学界、临床心理界和 EAP 领域多年从业的智慧结晶,必将给予中国所有精神心理从业人员巨大的引领与启发!

张　侃

（发展中国家科学院院士、中国科学院心理所原所长、

中国心理学会原理事长、国际心理科学联合会原副主席）

2013 年 7 月于北京

前　　言

　　人为什么会有心理困扰？迄今为止，450多种心理学流派都在探究这一临床心理学领域的根本性问题，尝试着从各自的角度阐释答案，其中五种心理学流派或疗法的理念对于"整合式短程心理咨询"意义深远。

　　100多年前，著名的奥地利医生弗洛伊德（Sigmund Freud，MD）及其门徒们主张，人在童年或早期的创伤性体验会内化在人的潜意识中并形成病理模式，进而对人的一生造成负性的影响，此流派被称为精神分析学派（Psychoanalysis），后又衍生出精神动力学派（Psychodynamic Psychotherapy）。

　　20世纪50年代，在早期精神分析和精神动力学的影响下，精神科医生默里·鲍文（Murray Bowen，MD）认为人的心理困扰与其家庭影响有着密切的关系，通过对家庭成员的共同咨询包括三角型的人际关系的分析可以解决个体的困扰，此疗法被称为系统家庭治疗（Family Therapy）。

　　20世纪60年代，美国精神科医生贝克（Aaron T. Beck，MD）提出人的困扰都与自身的认知有关，认知导致了情绪和行为上的变化，通过调整认知可以改变人的行为，从而解决人的困扰，因而被称为认知行为治疗（Cognitive Behavioral Therapy，CBT）。

　　20世纪70年代，美国家庭治疗师史蒂夫·德·沙泽尔（Steve de Shazer，MS）和他的妻子茵素·金·柏格（Insoo Kim Berg，MS）相信人的困扰并不时时存在，分析没有困扰的"例外"情况可以找到问题的解决方案，并且通过关注未来可以帮助来访者走出过去的困扰，此疗法成为现代的焦点解决短程治疗（Solution-Focused Brief Therapy，SFBT）。

　　20世纪80年代，美国心理学博士米勒（William R. Miller，Ph.D）等人发现来访者拒绝改变是因为自身存在着阻抗，并且将人的"改变"过程分为若干个阶段，此疗法侧重于破除来访者的阻抗，激发来访者"改变"的动力，因而被称为动机面询技术（Motivational Interviewing，MI）。

　　可见，不同时代、不同流派的临床心理学家和医生对心理困扰的成因分析和解决策略大不相同。1977年，美国精神科医生乔治·L.恩格尔（George

L Engel，MD)突破具体的心理学技术或流派的制约，提出从生物、心理、社会三方面来综合、系统地看待这个问题，这就是被称为现代医学模式的"生物—心理—社会"模式(Biopsychosocial Model)。

身为美国执业精神科医生和中国心理咨询师的督导，拥有为中美两国18000多名来访者提供心理咨询和诊疗服务的临床经验，本人对中美两国心理咨询服务的差异性尤其是中国人的心理困扰有着深刻的体会和理解。近200年的心理学发展史，使得美国民众对于心理咨询的理解和接纳程度相当高，短程心理咨询已经发展成为科学、系统、规范的服务，而在中国这样的发展中国家，心理咨询尚在起步阶段。中国传统的家庭教育更为关注孩子身体的发育或创伤而忽略孩子心理的困扰或情感的障碍；学校教育更是将教授孩子知识与应试技能放在首位而削弱了对孩子情商的培养；多数人也不是通过宗教信仰来排解自己的困扰……因而，数量众多的从未接受过正规治疗的"原生态来访者"成为中国心理咨询领域的一大特色。本书旨在通过系统的理论体系和全部源自中国来访者的真实案例，帮助中国的"原生态来访者"和中国的心理咨询从业人员理解自身的心理困扰和问题，思考可行的解决方案。

经过27年漫长的孕育，2012年10月26日，第十一届全国人大常委会第二十九次会议表决通过了《精神卫生法》，该法对精神心理疾病的诊断和治疗进行了明确的规范，标志着中国心理咨询行业职业化和专业化进程迈出了里程碑式的一步。在新的法规政策环境下，心理咨询师如果没有经过专业的培养和训练，就无法掌握评估和干预的工具与能力，更加无法识别需要适时转介的来访者。因此，本书更大的价值在于对中国心理学从业人员尤其是心理咨询师的指导性意义。中国心理咨询师选择从事心理咨询行业的原因，笼统而言，三分之一的人是出于对自身困扰的"自救"，三分之一的人是将心理咨询作为一种谋生的手段，三分之一的人是源于对心理学的热爱和"助人"的渴望，无论是哪一种缘由，本书都能够为心理咨询师们提供系统、实用的职业理念、科学工具、专业知识与操作技能。

此外，本书还考虑到心理咨询师的就业方向和职业路径这一现实而重要的问题，针对应用心理学领域一个较为成熟的产品——员工帮助计划(Employee Assistance Program，EAP)进行了简明而全面的介绍。值得指出的是，"整合式短程心理咨询"正是EAP所要求的必备的核心技术。EAP在中国的逐步发展必将为接受过"整合式短程心理咨询"训练的心理咨询师提供广阔的发展前景。

总之,社会环境的复杂性与来访者困扰的多样性决定了心理咨询师绝不能仅仅使用某一种方法进行心理咨询,而必须学习和实践整合式的咨询方法,并且必须把握好咨询短程化(效率)和咨询有效性(效果)的平衡。本人在20多年的临床心理咨询实践中以来访者为中心,基于"生物—心理—社会"模式,将精神动力学、家庭治疗、认知行为治疗、焦点解决短程治疗、动机面询技术等疗法融会贯通地加以短程化、整合式地运用。经过"实证"的检验,"整合式短程心理咨询"在过去的50多年的时间里已被大多数的美国心理咨询师所接受和采用。

在本书的撰写过程中,美中心理文化学会(Chinese American Association for Psychology and Culture,CAAPC)的许倩、刘金雨和姚立华全面参与了本书理论和案例的整理、记录与编缉工作,北京聚隆盛汇文化有限公司的雨晨在本书的创意阶段贡献良多。美国伊利诺伊大学芝加哥分校(Uiversity of Illinois at Chicago)的刘春宇副教授对本书的内容与形式都提出了专业性的建议。万分感谢中国科学院心理研究所原所长、中国心理学会前理事长张侃教授为本书作序。特别感谢本书的责任编缉——北京大学出版社的赵学敏女士,她充满激情和兢兢业业的工作态度给我们留下了深刻的印象。最后,我要将最诚挚的谢意献给我所有的来访者和美中心理文化学会的同仁们,因为你们,才使我成为一名优秀的心理医生,更是因为你们,才得以将我20多年的临床经验和智慧凝结成书,与年轻一代的精神医学和心理学同行们分享。

张道龙
2013年7月于美国芝加哥

目　　录

第一章　短程心理咨询概述

第一节　心理咨询助人的奥秘

心理咨询是一个助人的行业,心理咨询师是一个助人自助的职业群体,那么,如何全面而准确地理解心理咨询,如何透过表象的症状看到心理困扰的核心,并实现心理咨询助人的功能和效果呢?

一、心理咨询的误区

自心理咨询诞生之日起,心理学界各个流派对于心理咨询的界定犹如百家争鸣、众说纷纭,至今未能形成一个权威而统一的描述。但是,关于"心理咨询不是什么"这个问题的答案已经非常清晰。

1. 心理咨询不是思想政治工作

思想政治工作存在明确的"对"、"错"观念,咨询师一旦在咨询中纠正来访者的所谓错误,心理咨询就变成了思想政治工作。

2. 心理咨询不是教育

教育是教育者向受教育者传授知识的过程,而咨询师与来访者之间不是老师与学生的关系,不能把心理咨询变成教育为主的工作。

3. 心理咨询不是宗教

宗教的基础是传教者与信众之间存在共同的信仰。举例而言,如果来访者与基督教的牧师讨论自己该不该做人工流产的问题,无论来访者是意外怀孕、未婚先孕还是被强奸,任何一个牧师都不会表示赞成,因为牧师与信众共同信仰的《圣经》中明确禁止流产,天主教甚至反对人为的避孕。可见,宗教解决不了的问题,牧师应该将其转介给心理咨询师。

4. 心理咨询不同于迷信

迷信是与科学相悖的领域,而心理咨询以科学与艺术为理论基础,近 50 年来国际心理学界的主流趋势之一即是"心理咨询走向了实证",因此,心理咨询不能是迷信。

二、 什么是心理咨询

1. 心理咨询的本质

从临床心理咨询的角度出发,简而言之,我们认为心理咨询就是咨询师帮助来访者解决各种心理困扰,使来访者从"不快乐"变得快乐的过程。我们可以从宏观上将这个助人的过程理解为"40%的科学"加上"60%的艺术"。所谓科学的成分是指诸如条件反射学说、认知行为治疗等科学理论基础;而艺术的成分泛指能够起到治疗作用的对话,语言本身并没有治疗的作用,是语言中包含的信息实现了治疗的效果,这正是心理咨询过程中最具魅力也最难掌握的部分。

通常而言,来访者可能是存在各种心理困扰的人,咨询师则应该是临床智慧显著高于来访者的人。经过系统的心理咨询(无论是短程还是长程),虽然不能使来访者"变成"咨询师,但可以帮助来访者学着从咨询师的角度去分析和解决自己的问题,或者,至少可以帮助来访者朝着"自己现有解决困扰的能力"与"咨询师智慧地解决困扰的能力"这两者之间的方向改变,这就是咨询的本质。

随着时代、科技的进步和来访者需求的变化,心理咨询的形式也从最初单一的"面对面"咨询拓展到电话咨询和网络咨询,从个体咨询拓展到家庭咨询和团体咨询。无论心理咨询借助怎样的媒介进行,无论心理咨询的表现形式如何变化,心理咨询的本质都没有改变。

2. 心理咨询的过程和效果

心理咨询过程的开头和结尾就像跳舞,首先由来访者带领咨询师开始,最后由咨询师引领来访者走向"曲终人散"。在"曲终人散"之前,咨询师与来访者难免彼此"纠缠",出现来访者产生阻抗,双方意见不统一,解决方案没有效果等一系列复杂的情况,因而咨询的中间过程就像摔跤一样。

整个咨询最终通过咨询师的智慧解决来访者的心理困扰,这就是咨询的效果。根据不同的咨询理念,可以把咨询大致分成三种境界。第一种咨询基于咨询师自己的特长,即咨询师使用自己擅长的某一两种疗法"对付"所有的来访者,这是效果最差的咨询。第二种咨询是基于评估和咨询师的个人经验选择某种疗法的咨询,这种咨询的效果明显优于前一种。第三种是基于实证的咨询和治疗,即运用已经被科学研究所证明的、权威文献中发表的对某种心理困扰和障碍的最佳疗法进行咨询,这是最具效率和效果的咨询。

3. 心理困扰的核心

所有的来访者都是由于存在自身无法解决的心理困扰而求助于心理咨询,尽管这些心理困扰的表现形式多种多样、千奇百怪,但是几乎所有的心理困扰都围绕着一个核心,即"关系受损"。比如,夫妻之间的问题核心是夫妻关系受损,孩子与父母的冲突是亲子关系受损,员工与领导的矛盾是职业关系受损……正是诸如此类的各种关系受损造成了来访者的心理困扰,导致来访者心理上感到"不快乐"。

来访者的这些"关系"从什么时候开始受损,在什么样的情况下受损,是一个非常难以确定、极具个性化的问题,需要咨询师在咨询中仔细探寻。比如,一名女性来访者在儿童时期被强奸的创伤经历导致其成年后与异性的交往出现障碍,结婚后与丈夫的性生活无法正常进行,但并非所有女性来访者在性方面的障碍都是童年时期遭受创伤的结果。

心理咨询要求咨询师最大限度、最有效率地帮助来访者摆脱"不快乐"的状态,咨询师与来访者所建立的特殊的治疗关系既可以作为评估工具分析来访者关系受损的状况,又可以作为治疗工具帮助来访者理顺和修复受损的关系,因此,治疗关系建立的快慢与好坏会直接影响到心理咨询助人的效果。

4. 心理咨询助人的奥秘

人生而有着各种各样的残疾、缺陷或是不完美,幸福的生活并不意味着身体和心灵没有残缺,心理咨询的目的也不是让所有的症状消失,更不能只通过消除症状来帮助来访者得到快乐。

来访者向咨询师描述和表达的通常只是各种困扰或症状,而不会直接自述为某种受损的关系。咨询师则需要分别从生物、心理、社会的角度综合评估来访者表现出来的症状,运用抽象思维能力感受和概括出来访者心理困扰的核心,然后利用在评估过程中建立起来的治疗关系,对来访者进行生物、心理、社会的全方位的干预,修复来访者受损的关系和功能,帮助来访者由"不快乐"变得快乐。只有拥有快乐的思想和心态，才能获得幸福的生活，这就是心理咨询助人的奥秘所在。

三、 成为心理咨询师的必要准备

随着人类社会的进步和时代的变革，一方面，心理咨询领域所呈现出的多重变化和主流趋势，使得心理咨询师的从业背景变得越来越复杂；另一方面，地域背景、种族背景、文化背景、宗教背景等多方面存在着明显差异的服务对象对咨询师的职业要求日益提高。在如此复杂的从业背景下，如果咨询师仅仅局限在某一个领域进行咨询工作，其职业能力的发挥就会变得十分受限。

来访者所期待的、优秀的心理咨询师应该具备在各种复杂的情形下高效工作的能力。因此，在系统探讨心理咨询的知识与技术之前，每一位满腔热情、志在投身心理咨询事业的心理咨询师都应该试着去设想、感受和理解心理咨询这个充满魅力的行业，思考自己是否真的做好了从业的各种准备。

1. "助人"是心理咨询的核心要素

现实社会中，形形色色的心理咨询师们最初选择心理咨询行业的缘由多种多样：或许是源于对心理学的好奇和探秘之心，或许是希望借助心理学的工具解决自身的困扰，或许是受到身边榜样力量的熏陶和指导，或许是为了在这个朝阳行业占据一席之地，或许是受以解除他人的痛苦为己任的高尚情怀的驱使……

尽管心理咨询师是以"助人自助"的专业方式服务于来访者，但心理咨询归根结底是一个以"助人"为本的行业，"助人"是心理咨询的核心要素，是心理咨询师后期所有职业成长和咨询效果的基石。由此，是否具备发自肺腑的"助人之心"才是检验一个人是否适合成为心理咨询师最重要的标准。

因此，无论出于怎样的初衷，每一位期冀以心理咨询师为终身职业的人都应该负责任地扪心自问："我真的愿意以助人为职业吗？"

2. 心理咨询师与来访者会产生双向的影响

心理咨询师将长期的学习和持续的训练内化为自身的专业知识、技能、经验、智慧和职业道德去帮助各种类型的来访者，逐步激发、引领来访者改变，并且见证、巩固改变的成果。

在心理咨询师改变一个个来访者的长期而显性的过程中，咨询师无法让自己变成"绝缘体",一种反向的、隐性的过程,随着咨询师案例数量的积累而潜移默化地进行着,终有一天,咨询过的来访者作为一个整体会反过来对咨询师产生缓慢却深远的影响。这种影响不仅会给咨询师的职业领域带来冲击,更有可能渗透和改变咨询师的价值观念、个人生活乃至整个家庭系统。也就是说,心理咨询师往往对改变来访者的过程充满激情和期待,然而在与来访者长期互动的过程中,咨询师也会面对来自来访者的持续性的影响力。

3．心理咨询是一个成就与挑战并存的领域

来访者的改变、同行的赞誉、督导的肯定,尤其是变得越来越智慧的自己,这一切都会给心理咨询师带来无限的喜悦、欣慰和成就感,咨询师这个群体也因此享受了社会给予的尊重和认可。

然而,无论咨询师如何努力,心理咨询的过程总是充满变化和风险。有时,来访者的症状在接受咨询之后反而变得更加严重;有时,终于愿意尝试改变的来访者再次出现了阻抗;有时,来访者甚至会在走出咨询室后选择结束自己或是他人的生命。这些都是心理咨询行业无法逃避的残酷现实和严峻挑战。

或许,许多心理咨询师已经准备好面对变化和风险,并且对来访者的影响力毫不畏惧,但还需要终生都有如履薄冰、如临深渊的心态来为不断的挑战职业生涯做好准备。

4．心理咨询本质上是一种关系

心理咨询师与来访者的关系,很大程度上反映了来访者在现实生活中真实的人际关系。如果咨询师不能与来访者建立基于信任的治疗关系,就无法重现来访者与他人的人际关系互动模式,进而无法教授来访者如何与他人建立成功的人际关系。从这个角度上来看,良好的治疗关系是心理咨询得以有效的重要保障。

当来访者的价值观和道德观与咨询师的相悖,当来访者的行为超出了咨询师可以忍受的范围,当来访者向咨询师讲述自己的犯罪史,当来访者的宗教信仰与咨询师的个人信仰发生冲突……此时,咨询师还是必须与来访者建立适宜的治疗关系,并且帮助来访者在现实生活中复制或模仿咨询室内的人际关系。

因此,出于助人和治疗的需要,几乎任何时候咨询师都必须与来访者建立基于信任的、良好的治疗关系。

5. 心理咨询只允许存在单向的情感联系

在心理咨询的工作环境下,只允许来访者对咨询师放下防备、敞开心扉,甚至对咨询师产生暂时的依赖。虽然咨询师有时需要运用"自我暴露"的技术与来访者建立信任关系,但专业的心理咨询绝不允许咨询师与来访者"互诉衷肠",更不允许咨询师对来访者产生超出职业关系之外的私人情感。

心理咨询只允许存在来访者对咨询师的单向情感联系,而咨询师在理性"助人"的同时必须把握住情感的界限,接受行业规则和伦理的种种限制。

6. 心理咨询师被要求成为来访者的榜样

来访者总是带着自己的问题求助于心理咨询师,无论咨询师本人是否愿意,来访者都会将咨询师当作自己的榜样,甚至将咨询师视为成功与智慧的完美化身。因此,无论哪种流派背景的咨询师,都必须竭尽所能地在深陷困扰的来访者面前,树立榜样的形象和地位,施以榜样的力量和影响,甚至在无数等待救助的来访者面前"扮演救世主"。

7. 心理咨询师自身亦不完美

尽管来访者会将心理咨询师作为学习的榜样、效仿的楷模,甚至是完美的化身,但现实中"人无完人"是一条定律。咨询师身上同样存在许多的不完美,咨询师的人生也会布满失败,咨询师也有负性的情绪需要处理。

在咨询师个人成长之路上,还必须承认自己的缺陷,解决自己的困扰,尽管自身不完美却力求帮助来访者追寻接近完美的人生。

8. 心理咨询是一个长期的职业过程

由于心理咨询行业本身的特质,成长为一名优秀的心理咨询师必须长期储备知识,训练技能,积累经验,不断运用抽象思维能力将知识、技能、经验升华为智慧,这个过程持久而艰辛,甚至伴随着清贫和孤独。随着时间1年、10年、20年、甚至30年的流逝,在无数个案例鲜活地跃动中,心理咨询师也会从年轻走向迟暮。那一天,咨询师最初的激情和梦想或许会被严酷的现实消磨殆尽,在一次次的挑战和失败面前或许会变得倦怠和枯竭,或许会对曾经挚爱的心理咨询事业产生怀疑和抱怨。心理咨询师必须懂得如何面对这场需要耗尽一生心血、克服重重阻碍去为之拼搏的、艰苦卓绝的、旷日持久的战争。

总而言之,从我们踏上心理咨询师职业生涯的第一步开始,这些困扰、压力、风险和挑战就将与我们一路同行。如何享受心理咨询本身的过程,如何定位心理咨询师的职业价值所在,如何在 30 年之后依然充满激情地去"助人",如何理解人性的弱点与人生的不完美,如何看待社会的公平与正义,如何以一己之力去促进社会的和谐与人权的完善,如何探寻心理咨询在生命之中更深层次的意义……面对这一切,心理咨询师必须要做好必要的各种准备。

第二节　短程心理咨询的历史渊源

心理咨询源于欧洲,强大于美国,在美国拥有近 200 年的历史,得到了长足的发展和改进。170 多年前,最初的心理咨询从精神分析开始,服务对象以富人阶层的白人女性居多,"焦虑"和"抑郁"是当时的来访者最为常见的困扰。由于这类来访者既有充裕的闲暇时间,又有雄厚的财力基础,因而普遍愿意接受长程的心理咨询。整个心理咨询界的服务方式、咨询理念以及临床心理学的原则,都是在这样的环境中逐步发展起来的。

一、心理咨询领域的多重变化

1. 人口学资料的改变

随着女性解放运动的发展,白人家庭主妇开始走出家门、步入职场,而男性在职业领域遭受到越来越多的压力和挑战。人口学资料的变化使得心理咨询的服务对象不再仅仅是白人"家庭主妇",越来越多的男性来访者出现在心理咨询的专业服务场所。

2. 服务群体多元化

美国是一个多种族大融合的移民国家,心理咨询在美国的服务群体也由最初的白种人逐渐向非裔、西班牙裔、墨西哥裔、亚裔等更多的种族群体拓展。这些新的服务群体作为外来移民,在美国社会中普遍面临着更大的生存压力,没有较多时间和金钱去接受长程的心理咨询。

3. 服务权益平民化

美国是一个强调人权、民主与平等的法制国家,心理咨询在美国社会中不可能仅仅是富人阶层独享的特权,以中产阶级为代表的普通民众对心理咨询服务的需求日益增加。

4. 生活节奏的加快

随着美国社会时代的进步,民众的生活节奏日益加快,人们更加关注当下和未来而不是过去的问题,更加排斥无休无止的长程心理咨询,希望用越短的时间解决自己的困扰越好。

5. 保险业的介入

出于对利润的追求,美国的保险公司每年平均为客户支付12—20次咨询费用,一般要求4—5次心理咨询服务就要见效,否则对其余的咨询很可能就不再支付费用。

二、 临床心理学界的主流趋势

1. 短程心理咨询运动

多重力量的变化对临床心理学界产生了巨大的冲击。过去的50多年中,以精神分析为代表的原始而古老的长程心理咨询在历史舞台上发挥的作用越来越弱,越来越无法满足现代社会发展的新需求,这已经不仅仅是某一个心理学流派所面临的严峻形势,整个临床心理学界都在殷切期盼着适应现代社会发展趋势的革命性变化,"短程心理咨询运动"由此应运而生。50多年来,短程心理咨询运动迅猛发展,创造出20余种包括最初就以"短程"为取向的新方法、新技术,诸如焦点解决短程治疗、动机面询等,短程心理咨询运动已然成为过去50多年里美国临床心理学界的主流发展趋势之一。

与此同时,另一种名为"员工帮助计划(EAP)"的运动也随之兴起,短程心理咨询技术被移植到EAP中,并且在企业、医院、学校等领域得以广泛使用。

2. 短程心理咨询走向"实证"

如何证明短程心理咨询同样能够解决来访者的困扰,甚至比长程心理咨询更为有效?为了回答这个极为重要的问题,短程心理咨询开始走向实证,为其"效率"和"效果"寻求科学的证据,这是美国临床心理学界近50来的又一主流趋势。

三、 中国短程心理咨询的发展前景

相关研究表明,当一个国家的人均年收入达到 4000 美元以上,人们就会开始关注自身的心理健康问题。随着中国经济的迅速发展,过去欧洲富人阶层的困扰,在如今的中国社会中,已经变成了白领阶层的普遍问题。

据统计,人群中仅有约 20% 的人达到了精神心理疾病的临床诊断标准,需要通过药物治疗、长程心理治疗等手段加以解决,而 80% 左右的人都没有达到精神心理疾病的程度,可见,大部分人的问题都属于短程心理咨询的服务范围。由此,我们可以大胆预测,从现在到未来的 20 年之内,中国社会对短程心理咨询存在巨大的需求,短程心理咨询师的职业发展前景十分广阔。

然而,短程心理咨询运动以及 EAP 的高速发展,也对中国心理咨询师提出了新的压力和挑战,迫使咨询师们不断思考"怎样使短程心理咨询变得更有效"。

第三节　短程心理咨询的有效因素

一、 短程心理咨询的理念

美国近 50 年来现代与后现代的短程心理咨询运动秉承了一个整体性的理念,认为来访者的时间不允许随意浪费,任何一个短程心理咨询师如果能够通过一次心理咨询解决来访者的困扰,就不要拖延成两次,不能预先将某个来访者的心理咨询设定为若干个阶段或次数,然后在每一次咨询中再填充咨询主题和咨询目标。正是这种理念促使短程心理咨询师总是竭尽所能,力求用最短的时间、最少的次数来解决来访者的困扰。当然,这并不意味着来访者的每一个困扰都能一次性地解决。

传统的心理咨询师往往对短程心理咨询的效果持有疑虑,长程心理咨询的理念使得他们难以相信来访者的困扰可以在极短的时间内得到解决。事实上,短程心理咨询师发现来访者通常并不是在咨询室里被"治愈",而是将在咨询室里学到的解决方案应用到自己的生活实践里,因此,来访者真正意义上的改变其实发生在咨询室之外。短程心理咨询并不是在长期的咨询中见证和检验来访者的改变,而是通过短期的咨询在来访者心中埋下一颗

改变的种子,让这颗种子在来访者真实的生活里生根发芽。

短程心理咨询与长程心理咨询最根本的区别源自理念上的差异。基于来访者利益最大化的前提,在理想状态下,所有的心理咨询师都应该首先学习和运用短程心理咨询,当短程心理咨询无法解决来访者的困扰时再通过长程心理咨询去处理,而不是将这个顺序颠倒过来。

二、 短程心理咨询的评估与诊断

1. 来访者常见的困扰类型

来访者总是带着自己无法解决的心理困扰走进心理咨询室,求助于心理咨询师的职业帮助。尽管这些心理困扰的表现形式多种多样、千奇百怪,但究其本质不外乎四种类型:第一类,来访者存在某种特定的症状,如抑郁、焦虑;第二类,来访者某种具体的人际关系存在冲突,如亲子关系、夫妻关系、同事关系;第三类,来访者对于生命发展不同阶段的固有问题处理不善,如青春期问题、婚恋家庭问题、晚年丧偶问题;第四类,由于人格特质或人格障碍导致的困扰。

2. 两种不同类型的来访者

以《美国精神障碍诊断与统计手册》(第 5 版)(Diagnostic and Statistical Manual of Mental Disorders,DSM-5)对来访者进行生物—心理—社会全方位的扫描,评估来访者所呈现的症状是否疑似达到了精神心理疾病的临床诊断标准,以此为界线可以将来访者分为两种类型。其中,约 20% 的来访者达到了精神心理疾病的临床诊断标准,称之为精神心理疾病类来访者;其余 80% 左右的来访者尚未达到精神心理疾病的临床诊断标准,称之为精神心理健康问题类来访者。

三、 短程心理咨询的干预与治疗

1. 早期阶段

早期阶段心理咨询工作的重点是与来访者讨论治疗目标,治疗目标必须是具体的、现实的、可测量的。然后,根据既定的治疗目标制订相应的治疗计划,同时与来访者建立良好的治疗关系。

2. 中期阶段

中期阶段是心理咨询师根据既定的治疗目标和治疗计划对来访者进行干预的阶段。在二十余种短程心理咨询技术和方法之中,下述五种短程心理咨询技术在这一阶段的使用非常有效。

第一种,短程精神动力学:用于评估来访者的问题是否长期存在,是否存在应对模式,寻找来访者的病态关系或病理模式,了解这些病理模式形成的来龙去脉。

第二种,短程家庭治疗:如果来访者的困扰单纯依靠来访者个人已经不能解决问题,而是与其家庭中其他成员有关,甚至与原生家庭有关,则需要运用短程家庭治疗。

第三种,短程认知行为疗法:用于了解来访者如何看待自己的问题,评估来访者的认知停留在哪个层面上,是否存在认知扭曲、认知错误或是负性的核心信仰。

第四种,焦点解决短程治疗:用于判断来访者的问题是否有例外情况,寻找来访者内在的资源优势、有效的改变方法,构建问题的解决方案。

第五种,动机面询技术:用于衡量来访者处于改变的哪个阶段,由此决定咨询师的角色和功能。如果来访者不承认自己的问题、不愿意改变,咨询师可以运用动机面询技术了解来访者不愿意作出改变的原因,寻找和破除来访者的阻抗,此时,咨询师起到说服的作用;如果来访者愿意改变但不知道如何改变,并且对自身的问题缺乏内省力,此时,咨询师起到传道、授业、解惑的作用;如果来访者准备改变,此时咨询师起到教练的作用;如果来访者开始改变,此时咨询师起到顾问的作用。

上述五种常用的短程心理咨询疗法既是评估工具又是治疗工具,心理咨询师在咨询实践过程中如果总结出其他自己擅长并且快速有效的方法,同样可以与这五种方法融会贯通、综合运用,这就是所谓的整合式短程心理咨询。

3. 后期阶段

咨询师对咨询进行总结和终止,来访者在生活中执行治疗计划和方案的过程中可能会出现新的问题,来访者的症状可能会复发或在压力状态下重现……这些情况都是心理咨询后期阶段可能遇到、需要处理的问题。

综上所述,为了便于心理咨询师的学习、理解和掌握,我们从理论上将短程心理咨询分解为"评估与诊断"和"干预与治疗"这两个步骤,进而将治疗过程细分为早期、中期和后期三个阶段,并且分别指出咨询师在每一个步骤和阶段所需要掌握的最基本的知识和技能。根据来访者的困扰类型和严重程度,短程心理咨询的"评估与诊断"和"干预与治疗"这两个步骤既可以在一次咨询中实现,也可以通过几次咨询完成,总体遵循的依然是快速和有效的短程心理咨询理念。

四、 与短程心理咨询相关的十个问题

1. 心理咨询与心理治疗的区别

在美国临床心理学界的发展历程中,心理咨询与心理治疗曾经存在着明显的区别,但随着时间的推移,两者之间的区别日益缩小,如今"心理咨询"和"心理治疗"这两个名词在美国临床心理学领域中被使用时几乎已经没有区别,均为 psychotherapy。然而,如果跳过字面上概念性的内容从更深层次的角度去剖析的话,心理咨询与心理治疗的确有所不同。

心理咨询认为来访者具备一种发自内心的本能的自我愈合能力,咨询师的功能不过是帮助来访者将这种能力发挥得更具体、更迅速、更强效,甚至无论来访者是否接受咨询都可以逐渐痊愈。因此,短程心理咨询强调在咨询中挖掘和调动来访者内在的资源,在咨询室之外给予来访者改变和恢复的时间,等待来访者自我愈合的过程。对比而言,心理治疗则是心理咨询师从外在将各种治疗方案给予或主动加给来访者。

打一个形象的比方,心理咨询就像给伤口包上"创可贴",而心理治疗则像是医生缝合伤口。哪一种更适合来访者,哪一种的咨询效果更好,需要根据咨询师的临床判断来决定,短程心理咨询中"心理治疗"的成分更多。

2. 短程心理咨询与长程心理咨询的区别

短程心理咨询发展过程中受到许多传统咨询理念的质疑,许多长程心理咨询师认为心理咨询难以在那么短的时间内见效,或者认为短程心理咨询解决的仅仅是来访者浅层次的问题,而深层次的问题却没有时间去挖掘。事实上,短程心理咨询并不是在咨询室里完全解决来访者的困扰,而是在咨询过程中分析来访者的问题,建立治疗关系,讨论治疗目标,构建行动方案,教授应对技能,促使来访者在咨询室之外的生活中逐步解决自己的困扰。

其次,从现实的角度来看,即使长程心理咨询师愿意为来访者提供长时间、多次数的咨询服务,但是,相当多的来访者由于自身时间、金钱等资源方

面的限制,也并不愿意接受长程心理咨询。

可见,短程心理咨询作为一种现代与后现代的心理咨询运动和理念,与长程心理咨询有着本质的区别,短程心理咨询效率与效果并重的特点更适合现代社会来访者的需求,因而越来越多的来访者愿意选择接受短程心理咨询。

3. 筛选治疗方法的标准

当心理咨询师面对形形色色的来访者及其不同类型、不同程度的困扰时,无论是短程心理咨询师还是长程心理咨询师都涉及一个重要的难题,就是该如何选择最适合来访者的治疗方法。

治疗方法的选择需要遵循一系列的标准。第一,基于实证、基于研究,选择那些已经经受过科学检验并且被证明确实有效的治疗方法,这是心理咨询师筛选和使用治疗方法的"金标准"。第二,基于心理咨询师个人的优势和特长,选择自己擅长的治疗方法。第三,根据来访者个体化的差异,选择适合来访者本人临床特征的治疗方法,为来访者构建个性化的解决方案。

遵循着上述治疗方法的筛选标准,现代科学实践证明:短程心理咨询总体上比传统的长程心理咨询更具效率和效果。短程心理咨询的体系内包含着二十多种具体的治疗方法,其中,短程精神动力学、短程家庭治疗、短程认知行为疗法、焦点解决短程治疗、动机面询技术这五种比较常用。鉴于来访者的多元化和来访者困扰的复杂性,临床心理咨询经验表明:融会贯通地综合运用若干种短程心理咨询方法,即"整合式短程心理咨询"比单独使用某一种短程心理咨询方法更为有效。

一句话概括,"整合式短程心理咨询"是目前最为有效的心理治疗方法,是现代社会心理咨询师的最佳选择。

4. 短程心理咨询的评估与诊断的重要性

短程心理咨询要求咨询师掌握科学的评估与诊断工具(DSM-5),具备系统地评估或诊断的能力,快速区分来访者的困扰是疑似属于"精神心理疾病"还是"精神心理健康"的范畴,筛选出适合短程心理咨询的"精神心理健康"类来访者,并且尽快、妥当地将疑似达到或达到临床诊断标准的"精神心理疾病"类来访者转介给精神科医生或长程心理治疗师。评估或诊断是短程心理咨询的重要环节,科学、系统、高效的评估与诊断将为下一阶段的整合式治疗打下坚实的基础。

5. 短程心理咨询对治疗目标的要求

短程心理咨询之所以能做到"短",建立明确的治疗目标是一个重要的前提和保障。所谓明确的治疗目标至少需要达到下述几方面的要求：第一，治疗目标必须是清晰的，即澄清来访者希望通过咨询解决什么问题；第二，治疗目标必须是具体的；第三，治疗目标必须是可测量的；第四，治疗目标必须是可实现的。清晰、具体、可测量、可实现的治疗目标才能符合短程心理咨询的要求。

6. 咨询师的指导与来访者自我发现之间的平衡

短程心理咨询师通常会与来访者直接讨论建议，主动施加影响，指导来访者的行为。长程心理咨询师更倾向于引导来访者的自我发现，逐渐意识到自己的问题并且找到解决方案，正如著名的"苏格拉底式的诘问"。咨询师在与来访者互动的咨询过程中，需要在"直接性指导"和"引导性发现"中找到平衡，而短程心理咨询更注重前者。

7. 治疗方案与来访者的具体困扰之间的平衡

咨询师与来访者共同构建的治疗方案与来访者的具体困扰之间同样存在一个平衡把握的问题。比如，来访者因为近期出现睡眠障碍而寻求心理咨询的帮助，原因是与恋爱三年的女友遭遇情感危机，濒临分手。当咨询师运用短程心理咨询技术或精神科医生使用药物帮助来访者缓解焦虑、改善睡眠时，这就是针对来访者的具体困扰所提供的应对策略。当咨询师与来访者讨论其与女友之间的冲突，通过解决双方的情感问题，从而改善来访者的情绪和睡眠，这就是咨询师构建的治疗方案。可见，来访者的具体困扰的解决和咨询师的治疗方案有时并不一致，需要根据来访者的具体情况平衡处理，有时甚至需要交替进行，不能顾此失彼。

8. 综合考虑来访者的社会属性

人是一切社会关系的总和，出于对来访者全面、准确理解的需要以及对咨询效果精益求精的追求，咨询师在为来访者提供咨询服务的过程中还需要综合考虑来访者的社会属性。来访者的一切认知、情感和行为都不可避免地会被其社会属性打上鲜明的烙印，尤其是来访者所处的社会时代、成长的地域环境、原生家庭背景等方面对来访者的影响特别重大。

9. 澄清内源性与人际关系障碍问题

来访者外在的人际关系问题往往与内源性障碍如内省力、人格障碍等密切相关。咨询师需要澄清两者之间的关系和相互影响的情况,究竟是来访者缺乏内省力或患有人格障碍导致了人际关系的不稳定,还是人际关系处理不当导致了来访者内源性心理结构的混乱,即通过来访者的描述判断其困扰主要是内源性还是外源性的问题。

10. 移情与反移情的处理

移情与反移情是精神分析理论的术语,移情是来访者对咨询师产生的一种强烈的情感,而咨询师对来访者产生的异常的情感反应和行为反应则被称为反移情,无论是移情还是反移情,都可以分为正性和负性两种类型。

许多情况可能导致移情和反移情的出现。比如,来访者寻求心理咨询时都希望从咨询师的身上得到生活中缺失的同情、关爱、理解、接纳、肯定、支持、策略等正性的力量。当咨询师出于自身的种种原因没能满足来访者的需求,反而使来访者的困扰变得更多、更重时,来访者自然会对咨询师产生负性的移情。反之,咨询师亦有可能由于自身过去与现在未能有效解决的冲突或困扰而被来访者诱导出反移情。

经验丰富的短程心理咨询师可以通过观察、分析来访者与咨询师之间出现移情和反移情的原因,将移情和反移情变成一种特殊、有效的评估工具。反之,如果咨询师处理不当,移情和反移情就会破坏治疗关系,成为来访者改变的阻抗,导致咨询无果而终。

第二章　基于生物—心理—社会模式的综合性评估与整合式治疗

第一节　基于生物—心理—社会模式的综合性评估

在多年的临床实践中,我们发现,乔治·L.恩格尔医生提出的基于生物—心理—社会的现代医学模式适应于各种常见的心理困扰和疾病,而非仅仅对某些极端的案例有效。

一、生物因素评估

1. 焦虑

焦虑是指一种缺乏明显客观原因的内心不安或无根据的恐惧,是人们遇到某些事情如挑战、困难或危险时出现的一种正常的情绪反应。中国当代社会中,大量人群存在焦虑症状,发病率高于美国。长期的焦虑容易导致人走向抑郁。

2. 抑郁

抑郁发作以心境低落为主,与患者的处境不相称,可以从闷闷不乐到悲痛欲绝。抑郁症为常见的心理疾病,严重者可出现自杀念头和行为,需要评估来访者是否有抑郁或躁狂抑郁[①]等情感类症状。

3. 精神症状

精神症状是指异常精神活动通过外界行为的表现和表达,需要评估来访者是否有幻视、幻听、被害妄想等与精神分裂症有关的症状。中美两国精神分裂症的发病率相当,约为百分之一。

---

① 躁狂抑郁:等同于双相情感障碍,见 105 页双相情感障碍的注释。

4. 酗酒与吸烟成瘾

酗酒成瘾是长期喝酒的人对酒精产生上瘾和依赖的症状；吸烟成瘾，又称尼古丁依赖症，是指长期吸烟的人对烟草中所含主要物质尼古丁产生上瘾的症状。这两种成瘾不仅会导致严重的精神心理健康问题，还会危害社会，属于病态的成瘾。中国的饮食文化多与烟酒有关；因而在中国酗酒、吸烟成瘾问题比较严重，需要评估来访者的症状是否与烟酒有关。

二、 心理因素评估

1. 人际关系

中国社会非常重要的压力来自"阅人"。所谓"阅人"，是指通过关注来访者对事件的描述过程使用的措辞、语调、态度等来评估来访者的价值观。每个人都不可避免地与周围的人发生联系，从而产生人际交往，包括亲属关系、夫妻关系、朋友关系、同事关系等。人际关系对每个人的情绪、生活、工作有很大的影响，很多时候来访者的困扰会与其在人际关系中的困扰相关。中国社会的人际关系极其复杂，咨询师需要评估来访者的困扰是仅与某个特定的人有关，还是与周围许多人有关。

2. 认知

咨询师要评估来访者在认知上是否存在障碍，是否有明显的病理性认知，是否因为认知上的偏差或扭曲使来访者的情绪出现不良反应，是否使得来访者的行为超过了正常值、是否过度。无论咨询师生活中的价值观如何，在咨询环境中绝对不能带有病理性认知。

3. 压力源

中国社会的职场、情感、亲子等领域普遍存在压力源。咨询师需要评估来访者的心理压力源是什么，困扰存在了多长时间，是否反复出现，是否与近期的压力有关等。

4. 模式

困扰来访者的事件是否经常、反复发生，是否存在规律性，是否可以总结出某种心理反应模式。咨询师需要通过评估来访者的症状的发生发展过程，迅速找出来访者身上存在的病理模式。

三、 社会因素评估

1. 社会关系

社会关系可能是一个人重要的支持系统,也可能是引发或加重来访者困扰的因素,咨询师需要评估来访者是来自农村家庭还是城市家庭,社会关系有无规律,与同性和异性交往是否有区别或障碍等。

2. 经济收入和职业

通过了解来访者的收入水平、挣钱的能力和渠道等信息,以评估来访者的困扰是否与其职业、收入、工作等方面有关。

3. 原生家庭和成长经历

心理学研究早已证明,早期生活经历,特别是原生家庭①对个人性格起着至关重要的作用,对个人的生活会产生长期、深远的影响,但是并非每一位来访者当下的困扰都与其原生家庭和成长经历有关。咨询师需要评估来访者的症状是否与原生家庭有关,是否与创伤经历有关。

四、 诊断与鉴别诊断

熟记诊断标准,并据此对来访者进行诊断与鉴别诊断,是心理学临床从业人员的最低标准。

1.《美国精神障碍诊断与统计手册》(第 5 版):由美国精神病学会(American Psychiatric Association,APA)制定的一整套临床诊断标准。经过 14 年的筹备,2013 年 5 月美国精神病学会推出了精神疾病诊断标准的最新版本——DSM-5,它采纳、吸取了数百位国际一流水准的精神心理疾病教授、精神科医生、心理学博士等各界专家的意见和建议,对于美国乃至世界各个国家的精神心理疾病学者、精神科医生、心理咨询师、临床社工等心理学从业人员都有极大的帮助,因而极具科学参考价值。

2. 中国精神疾病分类与诊断标准(Chinese Classification of Mental Disorders,CCMD-3):中国现行的中国精神疾病分类与诊断标准,由卫生部科学研究基金资助,通过 41 家精神卫生机构负责对 24 种精神障碍的分类与

---

① 原生家庭:指出生和成长的家庭,其成员一般包含父母、兄弟姐妹等。

诊断标准完成了前瞻性随访测试,于 2001 年完成制定。

五、 风险因素评估

所谓风险因素评估包括两种情况:一种情况是评估来访者对自己是否有自残、自杀的想法和行为;另一种情况是评估来访者对他人是否有伤人、杀人的想法和行为。

六、 预后

预后是指预测疾病的可能病程和结局,过去的治疗效果是现在最好的预后指标。制约预后的因素主要有以下几个方面:第一,来访者的困扰是偶尔发生还是长期的状态,前者预后良好,后者则比较困难。第二,来访者是否拥有充足的治疗资源。第三,来访者是否配合治疗,越配合治疗的来访者预后越好。

基于上述"综合性评估",才能制订"整合式治疗"计划,而效果和效率是判断治疗是否成功的"金标准"。心理咨询师需要补充基本的医学问诊技能,临床医生需要补充心理学收集信息与咨询的技能,无论是心理咨询师还是临床医生,都需要具备社会学知识,这样才能实现生物、心理、社会三方面的综合与平衡。

第二节　生物因素评估

一、 基本信息

心理咨询师对来访者的"评估",相当于医生对患者所作的"诊断"。原则上来说,生物因素的评估要求收集的相关信息越多越好,但至少需要包括以下三个方面。

1. 年龄

年龄是一个非常重要的生物学信息,同样的疾病对于不同年龄的来访者而言,具有不同的意义和影响。各种人口学现象,如结婚、生育、求学、就业、迁移、死亡等等，都与个体的年龄密切相关。因此，虽然不必知道来访者年龄的具体数值，但必须了解其所处的大致年龄范围，通常以"5岁"为一个划分阶段。

2. 性别

两性之间存在的巨大差异，使得来访者的性别成为一个重要的信息。相对于男性而言，女性更愿意寻求沟通和主动求医，自然成为来访者的主要群体。此外，女性特有的音频特质和语言优势，以及天然的同情之心，使得女性更适合从事教育、咨询类的职业。无论是来访者还是咨询师，人数上都以女性为主体，但咨询领域的"大成者"，则多为男性，诸如我们熟知的弗洛伊德、埃里克森等。

3. 教育程度

教育程度即通常所说的学历，能够帮助咨询师了解来访者是否具备良好的表达能力、自我认知能力、抽象思维能力，这些与咨询效果和预后密切相关。中国是一个非常重视教育的国家，教育程度往往也会与其在职场上的发展、情场上的选择机会等社会资源有关。

二、 现病史

通过询问来访者的症状、困扰和来访目的，即来访者为什么来咨询，或者为什么其他人要求来访者前来咨询，了解来访者的发病时间和情况、症状的主要特点、病因和诱因等情况。了解现病史是一个非常关键的步骤。

三、 既往史

包括过去的医疗史、精神病史和治疗反应史，尤其是来访者过去接受过哪些生物、心理、社会方面的干预，效果如何。来访者过去的医疗史和治疗反应是非常重要的信息，可以为制订综合治疗方案奠定基础。

四、 物质滥用

在美国，常见的物质滥用现象是吸毒，几乎所有的毒品都会造成或抑郁，或躁狂，或精神分裂的症状。中国最常见的物质滥用现象是酗酒，它对来访者的智力、冲动控制、抑郁、焦虑等方面都会产生影响。其次是吸烟,戒烟会使来访者产生戒断症状,主要症状为不安、紧张、热切期望再抽烟、注意力不集中、坐立不安、心跳减慢、胃口增加、体重增加等。

五、 精神状态检查（Mental Status Examination，MSE）

通过观察和交谈来评估来访者的精神状态,至少包括以下几个方面。

1．心境一致性

心境是一种微弱、平静、持久、带有渲染性的情绪状态,往往能在较长一段时间内影响人的言行。来访者的健康状况、生活条件、工作成败等等因素都会对心境产生不同程度的影响,因而需要评估来访者的心境状态与外显情绪、行为是否一致。精神分裂症患者常常表现得"不一致",比如,来访者的言语内容与其表情相互矛盾,嘴上说着伤心的事,脸上却挂着笑容。

2．语言表达

来访者的语速、发音、节奏、频率、语调都与其精神状态相关。通常,抑郁的来访者语速偏慢,躁狂的来访者语速偏快,精神分裂症患者的语言则缺乏逻辑性。

3．思维障碍

思维障碍的临床表现多种多样,通常分为思维速度障碍、思维形式障碍、思维控制障碍和思维内容障碍四大类。抑郁的人思维贫乏,躁狂的人思维奔逸,精神分裂症患者常出现幻视、幻听、妄想的症状。

4．内省力和判断力

首先,内省力（又称自知力）完整的来访者,咨询效果较好。其次,内省力与判断力并不完全一致,内省力差的来访者往往判断力也差,内省力好的来访者判断力也可能差。最后,对内省力损害最大的精神心理疾病是精神分裂症,人格障碍等疾病也会对内省力造成损伤。

上述五个方面即是生物评估框架中最基本的要素,以此框架为模式,并根据来访者的实际情况灵活运用,可以全面、高效地评估生物方面的症状,防止遗漏重要的信息。

第三节　心理因素评估

一、加重因素

咨询师要评估来访者为什么是今天前来求助。短程认知行为疗法和焦点解决短程治疗对于加重因素的评估极有帮助。

1. 外在因素
通过询问"这段时间发生了什么","什么事让你感到焦虑"等问题评估导致来访者寻求咨询的客观事件,如失恋、离职、孩子辍学等。

2. 内在因素
其一,观察来访者是否存在负性的核心信仰,相信"人不为己,天诛地灭","人为财死,鸟为食亡"等,是否将此信仰付诸行动。其二,观察来访者对压力的主观感受是否超出了客观事件的严重程度,即来访者的认知是否出现了扭曲,比如一个男士多次相亲被拒后,认为天下女人没一个好人。

二、模式分析

来访者的困扰是否重复发生,是否存在某种"病理模式",通常大部分来访者都有心理行为反应模式可循,精神动力学对模式分析极有帮助。

1. 泛化
心理咨询中的泛化是指引起来访者目前不良的心理和行为反应的刺激事件不再是最初的事件,与最初刺激事件相类似、相关联的事件(已经泛化),甚至与最初刺激事件无类似、无关联的事件(完全泛化),也能引起这些心理和行为反应(症状表现)。模式分析实际上是观察来访者的困扰是否泛化,有可能发现来访者在人际关系方面存在的障碍。

2. 过去经历
评估来访者的困扰是否与其过去的经历有关,尤其是否与过去的创伤有关,是"一夜形成"还是"冰冻三尺,非一日之寒"。但是,模式分析不能先入为主地认为来访者的困扰一定与过去有关,不能刻意挖掘来访者的过去史或创伤史。

三、应对方式

所谓应对方式是指来访者过去是如何应对压力、解决困扰的,没有压力的时候做了些什么,以此找出来访者内在的治疗动机和过去的成功经验。关于来访者应对方式的评估,动机面询、认知行为疗法、焦点解决短程治疗和家庭治疗在这里会很有帮助。与此同时,还可以观察来访者使用了怎样的防御机制来应对压力。

所谓防御机制(Psychological Defense Mechanism),是指个体面临挫折或冲突的紧张情境时,在其内部心理活动中具有的自觉或不自觉的解脱烦恼、减轻内心不安,以恢复心理平衡与稳定的一种适应性倾向。为了便于理解,以下列出一些常见的心理防御机制,其中升华、利他、幽默是成熟、积极、建设性的防御机制。

1. 升华(Sublimation)

升华是最积极、最富建设性的防御机制,指个体将社会所不能接受的、指向原始的本能力量置换到较少本能色彩的、社会所能接受的对象和行为上,同时与这些对象和行为相伴随的情感转换成"去攻击性"的情感,即通过有趣的游戏、运动、业余爱好等方式来表达攻击性。

2. 利他(Altruism)

指替代性、建设性地为他人服务,并且本能地使自己感到满足,包括良性的、建设性的反向形成、慈善行为,以及对别人的报答性服务。利他与投射的区别在于,它为别人提供的是真实的而不是想象的好处。

3. 幽默(Humor)

指个体面临困境时,并不转移在场其他人的注意力,而是以幽默的方式化解自己的窘境,维持心理平稳。幽默可以明显地表达自己的观念和情感,但并不会使自己感到不舒服,对别人也不会产生不愉快的影响。

4. 压抑(Suppression)

指个体将不能接受或具有威胁性的、痛苦的经验和冲动主动忘掉,或排除在记忆之外,从而免受动机冲突、紧张及焦虑的影响。

5. 否定(Denial)

否定是一种原始而简单的防御机制,是借助扭曲个体在创伤情境下的想法、情感和感觉来逃避心理上的痛苦,或将不愉快的事件否定,当作它根本没有发生,以获取心理上暂时的安慰,即尽管现实明确存在,依然加以否定或使用特殊的词汇让自己相信现实是虚假的。

6. 退行(Regression)

指个体在遭遇挫折时,表现出与其年龄不符的幼稚的行为反应,是一种反成熟的倒退现象,即停止使用逻辑的、时间定向的思维。

7. 合理化(Rationalization)

当个体的动机未能实现或行为不能符合社会规范时,通过搜集一些合乎自己内心需要的理由,给予自己一个合理的解释,以掩饰自己的过失,减免焦虑的痛苦,以及维护自尊免受伤害,即制造"合理"的理由来解释、遮掩对自己的伤害,通常是在否定某些现实之后。"否定"与"合理化"的区别在于,前者是无意识下的行为,而后者是主动有意识的行为。

8. 分裂(Splitting)

分裂指个体把人或事做非黑即白的分类,认为一些人是完全可恨的,另一些人则是完全可爱的,或者在同一时期,不同的环境或生活范畴中,出现截然相反的行为表现,即将正性和负性的自我和客体形象分裂开来。这是边缘性人格常用的防御机制之一。

9. 置换(Displacement)

指原先对某些对象的情感、欲望或态度,因某种原因(如不合社会规范或具有危险性或不为自我意识所允许等)无法向其对象直接表现,而把它转移到一个比较安全、比较为大家所接受的对象身上,以减轻自己心理上的焦虑,将情感从原始的对象转向较为安全的对象。

10. 投射(Projection)

指个体将自己的某种冲动、愿望、内在特征想象成别人身上的客观事实,在这个过程中,自我会否定那些被投射出去的特征,即把自己的想法加到别人身上,利用别人作为自己心理上的"代罪羔羊",以逃避本该面对的责任。

11. 投射性认同(Projective Identification)

认同的形式之一,指个体将自我不能接受的部分分离出来,投射到一个幻想或真实的客体身上,然后再将这个客体内化。以自己潜在的需要去要求客体。这是边缘性人格常用的防御机制之一。

12. 疑病(Hypochondria)

指个体将被拒绝感、孤独和攻击性冲动由对别人的责难转变为疑病的观念和相应的情绪苦恼。这种防御机制可以使个体将自己的不适和痛苦反复向别人诉说,以替代对别人的直接要求,或替代埋怨别人忽视自己的欲望,而这些欲望常常是没有表达出来的。

13. 智力化(Intellectualization)

智力化指用一些从感情上看来较不强烈的说法来思考本能性的愿望,而且不付诸实际行动,这种防御机制能够帮助个体认识到问题,但无助于解决问题,如喜欢纸上谈兵。

14. 被动攻击行为(Passive-Aggressive Behavior)

指个体直接或间接地(通过被动性)把应该针对别人的攻击性表达在自己身上,这种防御机制包括为了获得注意或避免处于竞争地位而从事愚蠢的或挑衅性的行为。

15. 付诸行动(Acting Out)

指无意识欲望的直接表现,其目的是避免认识到所伴随的情感、冲动,甚至是违法的行为,如不顾场合的口无遮拦。

16. 躯体化(Somatization)

指个体将长期得不到释放的内在压力、焦虑、情绪障碍,转化为外在的躯体症状表现出来,出现一系列不适和痛感。

总之,咨询师要对来访者既有心理困扰的加重、减轻因素,认知行为模式以及应对方式进行观察,为下一步的基于生物—心理—社会模式的整合式治疗打下坚实的基础,这也是"阅人"的根本所在。

第四节　社会因素评估

社会因素评估原则上是评估来访者社会资源的优势和劣势,或者说是评估来访者所拥有的社会资源和能够获得的社会资源。这些资源有可能是来访者的压力源,也有可能是减压源,需要根据来访者的具体困扰具体评估。

一、家庭状况

对于已婚来访者的家庭评估,不仅包括评估来访者与配偶组成的"小家庭",比如家庭的经济状况如何,婚姻关系是否稳定,配偶的健康状况如何、是否需要照料等等;有时还涉及对来访者所在"大家庭"的评估,比如婆媳关系问题;甚至来访者的困扰还可能与其原生家庭和成长经历直接有关,比如来访者在原生家庭中的排行、是否在父母身边长大等。

二、情侣或朋友

对于单身的来访者,需要评估诸如是否有情侣或朋友,与情侣或朋友的关系如何,能否在必要时得到情侣或朋友的支持资源等方面。

三、教育背景

教育对来访者的价值观、理解能力、人际关系、经济来源等人生课题都会产生重要的影响,需要予以关注,但不能机械地理解。正常情况下,学历越高,素质越高,但要注意与国情有关的特殊情况。

四、工作状况

工作状况不仅仅指来访者是否有工作、从事何种工作等与工作本身有关的内容,还包括工作给来访者带来的其他影响,包括社会地位、生存价值、人际关系等等。比如,工作状况常常与来访者的自尊相关,这一点在男性来访者身上表现地尤为明显。另外不同工作性质、工作环境的选择也能反映出来访者自身的一些特点,比如文学工作者大多容易情绪化,而销售人员大多能说会道。

五、经济收入

与工作状况相似,对经济收入的评估,最重要的不是来访者收入的金钱的绝对数值,而是收入所能够带来的资源。

六、 健康状况

社会资源范畴的健康状况并非指来访者是否患有某种具体的疾病,而是评估来访者整体的健康状态、精神状况,能够享受的医疗资源等。

七、 房产

在中国的国情下,房产对于来访者的经济、婚恋、生活、心理等方面都会产生影响,因而需要针对来访者的困扰,评估来访者是否存在因买房造成的压力源。

第五节　风险因素评估

风险因素评估的关键在于对来访者作出综合的临床判断,而不是各项风险因素的简单罗列和机械相加。下述多项风险因素可以帮助我们对高风险或低风险作出判断。

一、 自杀（自残）

1. 过去史

过去史主要评估来访者过去是否有过企图自杀的行为,有自杀史者比较容易重复出现自杀行为,因此临床医生或心理咨询师在评估有自杀史的来访者时需格外谨慎,必要时要果断采取相应的干预措施。

2. 性别

调查研究发现,男性完成自杀的几率高于女性,但女性尝试自杀的次数要多于男性;在选择自杀手段方面,男性多选择自缢、跳楼等激烈方式,而女性多选择服药、服毒等较温和的方式,这方面中国与美国的情况基本相似。

3. 年龄

青少年和老年人是自杀的两个高危人群。60 岁以上的老人是自杀的高危人群,进入老年后,人的生理和心理机能衰退,容易疾病缠身,也容易产生孤独感和无用感,但养老时的经济保障和子女不孝顺的家庭矛盾是引发老人自杀的重要诱因。青少年面临升学、就业、恋爱、结婚等有关生存发展的重大抉择,承受巨大的心理压力,是人生发展任务最重、心理冲突最多而又不够成熟的时期,这也是青少年自杀的主要原因。

4. 支持系统

评估来访者的社会支持系统,支持因素越多、越完善,自杀的几率越低;相反,支持因素越少、越匮乏,自杀的几率越高。比如,对于一个患有严重精神心理疾病的来访者来说,倘若家人不理解他的疾病,排斥他的不合理行为,接受治疗时得不到家人的支持和照顾,容易使他失去对生活的信心,进而选择自杀。

5. 物质滥用

评估来访者是否有物质滥用史,比如酗酒、吸毒、药物成瘾,物质滥用会增加自杀的风险。物质滥用导致自杀行为有多种原因,除了抑郁之外,因滥用物质所带来的社会、经济、家庭以及健康问题会越来越严重;具有冲动行为、自伤等高风险行为的人,往往更容易采取自杀行为。

6. 工具与计划

评估来访者是否有自杀工具、自杀工具的易得性、自杀手段的致死性,以及是否制订具体的自杀计划。在中国,半数以上的自杀者为服用农药或鼠药,且农村的自杀率明显高于城市。

7. 严重的身心疾病

评估来访者目前是否患有严重的生理疾病或精神心理疾病,比如患有癌症、重度抑郁症等严重身心疾病的人,常常因难以承受疾病带来的痛苦或失去治疗信心,而采取自杀行为。虽然自杀者通常是判断力出现问题,但即使没有任何疾病的人也可能出现自杀的风险。

二、伤人（杀人）

1. 过去史

过去史是指过去是否有过伤人、杀人的行为。相对而言,有过伤人、杀人史的人容易重复出现伤人、杀人行为,尤其是情绪易冲动的人群。因此,临床医生或心理咨询师在评估有伤人、杀人史的来访者时需格外谨慎,必要时要果断采取相应的干预措施。

2．性别

调查研究发现，有伤人、杀人行为的人群中，男性多于女性。男性的暴力性、攻击性、冲动性明显强于女性，因此更容易采用暴力行为。

3．年龄

青少年比较容易冲动，是高危人群。青少年正处于从幼稚走向成熟的时期，内心情感丰富，心理起伏较大，易冲动，并且自控能力较差，常常因某些因素的诱发和刺激，一时冲动采取暴力行为。

4．经济状况

经济水平越低下者越易犯罪。很多经济水平相对低下的人仅凭个人能力无法维持正常生活，又无法通过国家和社会提供帮助时，自然会寻求非常手段。因贫富差距较大而使部分人心理失衡，进而产生仇富心理，也会引发暴力行为。

5．支持系统

支持系统缺乏者易出现伤人或杀人的行为。比如，对于同样的压力或挫折事件，有着完善的社会支持系统的人会有解决问题的社会资源，有家人或朋友的心理支持和帮助，可以缓解他们的心理压力；相反，对于没有或缺乏支持系统的人来说，难以承受这种压力时，就容易出现伤人或杀人的行为。

6．教育程度

教育程度越低者越易冲动，越易出现暴力行为。教育程度较高的人对自身的疾病以及暴力行为的后果都有客观的理解和认知，尤其对于因精神心理疾病导致的情绪易冲动等问题会积极采取治疗措施。教育程度越低的人更倾向于采用最直接的暴力行为解决问题，同时对精神心理疾病存在错误的认知。

7．物质滥用

酒精、毒品、药物等滥用后易出现暴力行为。物质滥用的患者明知滥用物质会导致危险，但无法控制，也就是他们的内省力、控制力出现障碍，使用物质后会出现兴奋、冲动等症状，因此会出现伤人或杀人等暴力行为。

8．犯罪工具与类型

评估犯罪工具的易得性和致死性，并且需要区分激情犯罪和蓄谋犯罪，相对来说，后者再犯的几率较高。

（1）激情犯罪

在西方犯罪学中被认为是一种"挫折攻击型"犯罪,而在中国,激情犯罪的概念可以更加宽泛,一般被认为是当事人在某种外界因素刺激下,因心理失衡、情绪失控而产生的犯罪行为,涉及面较广,危害性较严重。此类案件有着共同的基本特征:当事人通常品德修养较差、文化层次较低、经济收入微薄、心理品质脆弱等;从性格特征上讲,当事人往往比较内向或比较偏执;从年龄阶段讲,当事人以不谙世事、缺乏自控能力、情商较低而智商尚可的居多。

（2）蓄谋犯罪

蓄谋犯罪是指行为人明知自己的行为会发生危害社会的结果,并且希望或者放任这种结果发生,因而构成犯罪的,即为蓄谋犯罪或故意犯罪,是行为人在故意的心理状态下实施的犯罪,是犯罪构成要件中主观方面的一种心理状态,通常涉及面广、危害性严重。

9. 严重的生理疾病或外伤

有严重的生理疾病或外伤的病人,比如中风、外伤导致的大脑额叶损伤者,难以控制冲动的情绪或行为,容易出现伤人甚至杀人等暴力行为。

10. 严重的精神心理疾病

患有诸如精神分裂症、反社会人格障碍、躁狂抑郁症等严重精神心理疾病的患者,也是容易伤人、杀人的高危人群。

三、干预

这里谈到的干预是指对风险因素的干预,而非综合治疗计划。

1. 静态因素

对来访者的风险因素进行干预时,首先要看他的静态因素,比如性别、年龄等,这些静态因素一般难以改变、无法干预。但通过了解来访者的性别和年龄段,对风险因素的干预及制订综合治疗计划有非常重要的作用。

2. 动态因素

通常住院强制治疗是动态风险因素最有效的干预手段。有些来访者的确存在伤人或自杀的风险,但因各种原因抗拒治疗,针对此种情况,经专业的心理医生或咨询师的评估后,家属或治疗机构可采取强制住院治疗的干预手段,可以有效降低风险。

3. 保护性因素

当来访者因一些压力事件失去理性，或者因抑郁状态认为活着没有意义时，咨询师可挖掘来访者的保护性因素以降低风险，比如因信仰宗教而不能自杀，为了照顾孩子不能自杀，为了父母而不能自杀，等等。

第六节 预 后

一、病程

病程是指在不干预的情况下，来访者的病情会如何演变。无论是心理医生还是心理咨询师，在评估来访者的预后时，都要考虑没有经过干预时病程的长短，因为只要干预手段是正确的，病程越短，预后越好。

二、结局

结局是指干预之后，来访者病情发展的特定后果，对预后结局的判断和期待不是美好的主观愿望，需要凭借临床医生和心理咨询师的丰富经验加以判断，因而必须是现实、合理的。不应以给来访者希望或鼓励为由，主观夸大治疗效果。

通常来说，针对来访者的症状进行合理干预后，大致会出现两种结局：一是达到症状减轻的结果，即病情好转；二是症状彻底消失，即完全治愈。

三、过去史

1. 时间

这里所说的时间是指来访者接受了多长时间的治疗。无论是生理疾病还是精神心理疾病，都是越早接受治疗，预后越好，越晚治疗，预后越差，有些疾病甚至会造成终生用药或更加严重的后果。另外，临床心理医生也可根据来访者过去接受治疗时间的长短，评估其病情的严重程度，进而制订有针对性的综合治疗方案。

2．效果

这里所说的效果是指咨询或精神活力药物是否在来访者身上出现治疗反应,多长时间开始出现治疗反应,治疗反应是正性还是负性的。根据来访者过去的治疗效果,有助于医生对其目前的症状及严重程度及时调整治疗手段,使正性的治疗反应更加明显,去除针对此来访者无效的治疗方案。

3．配合度

来访者对过去治疗的配合度如何,尤其需要详细评估来访者不愿意配合的原因。有些来访者是因为长时间接受治疗,但症状没有明显变化,甚至会加重,最终丧失治疗信心;有些来访者对自身的疾病存在错误的认识,因此抗拒治疗;还有些来访者因病情较严重,并不认为自己需要接受治疗等。无论何种原因,临床医生或心理咨询师都要根据具体原因制订针对性的干预方案。来访者的配合度对治疗效果起着非常重要的作用。

四、 对现在的影响

评估来访者的预后时,要看他的疾病或症状是否影响其现在的家庭关系和家庭生活,是否影响其目前的工作绩效和工作稳定性,是否影响其独立性。比如,来访者的疾病容易致残,使其生活不能自理,则为预后不良。

第七节　基于生物—心理—社会模式的整合式治疗

一、 概述

本节谈及的整合式治疗是指基于生物—心理—社会模式的整合式治疗。所谓以来访者为中心的"整合式治疗",既包括心理学不同流派之间的整合,又包括"生物"与"心理"的整合,即心理咨询与药物治疗、运动疗法、音乐疗法等方法的整合。

1．衡量阻抗

衡量阻抗是指衡量来访者是否准备好了去"改变"。借助动机面询技术扫描来访者大致处于"改变"的哪个阶段(犹豫—承诺—尝试改变—新状态),根据来访者所处的不同阶段,可以将来访者简单分为两类:第一类是来访者被动前来咨询,不想作出任何改变;第二类则是"愿意改变"的来访者。

2．寻找病理模式

潜在的不良模式可能是导致来访者不良行为的根本原因,寻找来访者的病理模式,是干预病理模式的前提。短程精神动力学在寻找潜在、隐晦的病理模式方面很有帮助。

3．干预病理模式

对于第二类"愿意改变"的来访者,根据其病理模式,教授其应对技能。在二十余种短程心理咨询方法中,干预病理模式的常用咨询方法包括:短程精神动力学、短程家庭治疗、短程认知行为疗法和焦点解决短程治疗。

二、整合式治疗计划

1．生物治疗

生物治疗的重点是需要了解来访者正在接受的药物治疗,其次了解非药物的生物治疗,所谓非药物性的生物治疗包括光照治疗、电除颤治疗、电磁疗法、手术治疗、生物反馈治疗等。

药物治疗的内容包括如下四个方面:首先,内科药物、中药、藏药等,尽量不要与精神活力药物同时使用,以免产生药物不良反应。第二,如果来访者已经服药一段时间但疗效较差,需要结合来访者服药的剂量、疗程分析其具体原因,针对性地考虑是否需要增加剂量或延长疗程,是否需要强化治疗,是否需要更换药物等。第三,如果来访者尚未服药,则需根据具体情况考虑使用哪类药物以及如何使用。第四,对药物的疗效和副作用进行评估,在利益与风险之间找到平衡,是重要的用药原则。

2．心理治疗

（1）心理测评的运用

先由心理咨询师进行评估和诊断,确实有必要时,再使用心理测评。比如经过心理咨询师的专业评估后发现来访者的智力发展水平明显低于绝大多数的同龄人,若要对来访者提出专业的、有针对性的干预方案,就需要使用心理测评工具,将其智力发展水平量化。

（2）心理治疗的基础和目标

① 模式分析

迅速评估来访者的应对机制是否存在病理模式。模式分析存在于评估、诊断与鉴别诊断的过程之中,是心理治疗的基础。与医学的"诊断"不同,心理学的"诊断"目的是衡量来访者是否达到了临床诊断标准,它包含了两层含义,若来访者达到了临床诊断标准,即为诊断性评估(Diagnostic Evaluation),这主要是医生做的工作;反之,若来访者达不到临床诊断标准,则为诊断性理解(Diagnostic Understanding),也就是说,即使来访者达不到临床诊断标准,也要把来访者作为一个整体的人来理解,而不仅仅针对某个症状,这主要是心理咨询师做的工作。这也是心理学与医学的区别之一。

② 诱因分析

评估来访者每次出现困扰是否都有诱因,诱因之间是否存在规律性。

③ 压力源

压力源会使来访者产生焦虑、抑郁、愤怒等强烈的情绪反应,这些情绪需要宣泄的渠道,这往往成为来访者前来求助的动力,处理压力源会弱化来访者的情绪反应。

④ 心理治疗的目标

分析来访者的模式、诱因、压力源和应对方式,是为了帮助来访者减少不良的应对方式,或减少应对方式中不健康的成分,使来访者的心理变得更加健康。

(3)心理治疗的方法

在450多种咨询方法中,短程精神动力学、短程家庭治疗、短程认知行为治疗、焦点解决短程治疗、动机面询技术这五种疗法对短程心理咨询的影响巨大。各种疗法的目标非常一致,都希望对来访者起到治疗的作用,但不同的方法各有长短,因此,需要根据来访者的具体情况整合不同疗法的长处,设计出超越流派的、最具智慧的整合式治疗计划。

(4)心理治疗的原则

第一,心理治疗必须以解决来访者的困扰为目标,且目标必须明确、具体,具体到像"开药"一样,尤其要避免空洞的、哲学式的讨论。第二,从心理治疗技术的角度来看,必须找到最适合来访者的、能够解决问题或达到目标的综合性治疗方案,以便在最短的时间内最好地达到目标,即效率与效果的平衡。

3. 社会治疗

社会治疗的基本原则是顺势。所谓顺势,就是强化来访者的优势资源,弱化其劣势资源,并且,这些资源必须与来访者的困扰有关。社会干预与心理干预有时会相互转换、交互进行,不能机械分割处理。

第三章　短程精神动力学

　　100多年前,著名的奥地利医生弗洛伊德及其门徒们主张,人在童年或早期的创伤性体验会内化在人的潜意识中,进而对人的一生造成负性的影响,此流派被称为精神分析学派。

　　所谓"短程精神动力学"实际上是传统精神分析和精神动力学理论在短程心理咨询中的运用和改良,旨在寻找来访者的病理模式并采取相应的干预措施。

第一节　短程精神动力学的理念

一、反推病理模式

　　咨询中的很多时候,来访者的反应都是下意识的,咨询师能够通过来访者这些下意识的言语、行为反推出来访者的病理模式。

二、成长环境的影响

　　根据现代医学生物－心理－社会模式的观点,人的生物学因素(遗传基因)是先天性的因素,固然对人起到决定性的作用;然而,心理因素(如防御机制)、社会因素(如所处时代、家庭环境等)这些后天因素,同样会对人成年后的生活产生重要的影响。

三、发现来访者的"真我"

　　具备短程精神动力学背景的咨询师应该有能力发现来访者真实的自我,即来访者到底是怎样的一个人,多数时候,来访者本人甚至没能发现真实的自己。并且,咨询师发现来访者"真我"的目的并不仅仅是分析来访者的"真我",而是为了进一步帮助、干预来访者。

第二节　短程精神动力学的技术

几乎所有的来访者都有心理、行为反应模式可循,潜在的不良模式可能是导致来访者不良行为的根本原因,寻找来访者的病理模式是干预其病理模式的前提。

一、寻找病理模式

短程精神动力学的核心功能就是寻找来访者潜在的、隐晦的病理模式,诸如来访者的困扰是否长期存在,问题是否重复发生,是否存在某种特殊的模式或关系,这些模式或关系是如何形成的,等等,在此基础上教授来访者应对困扰的技巧或解决问题的方案。

【示范】

> 来访者是位 25 岁的男士,大学学历,因总是对门没有锁等安全问题非常担心,而且对过去上学时被同学欺负的事情仍难以释怀,前来咨询。

来访者:我感觉自己有时候会想一些虚幻的东西,比如锁门的时候,明明门已经锁住了,但总是怀疑。另外和别人接触的时候,对方可能没有这样的想法,但我会觉得别人有恶意。

张医生:你刚才讲怀疑门没有锁,是担心会有人进来吗?还是仅仅怀疑门没有被锁住?

来访者:不放心门是不是锁住。

张医生:你刚才讲怀疑别人对你有恶意,这个想法有多长时间了?

来访者:差不多是从大学开始,现在变淡一些了。

张医生:还有比这更严重的想法吗?比如怀疑电话被人窃听,别人有计谋要陷害你?

来访者:这个倒还没有。

张医生:你这个担心锁门的事情,是越来越重,还是越来越轻?

来访者:轻一些。我以前每次锁完门,要检查十几分钟,现在基本上好很多了。

张医生：你说的好很多指的是什么？是怀疑的次数减少了，还是症状减轻了？

来访者：嗯……次数少了，症状也轻一些。

张医生：现在你走出家门之后再回头去检查锁门的症状减轻了？

来访者：对，减轻了，次数也变少了，有时候就不出现这种症状了。

张医生：还有其他类似的症状吗？

来访者：还有一件事。大学的时候，我同学开个玩笑，打了我一下，时间过了很久之后，不知道为什么，我又想起这件事，突然有一种幻想，感觉别人是先把我扒光了再打我，感觉特别羞耻。

张医生：你说的幻想，指的是什么，能再具体点讲吗？

来访者：我说的幻想就是根本没有发生的事情，后来记忆给强加上的。

张医生：就是说别人打你这件事是有，但是并没有把你衣服扒光，对吧？

来访者：对，是这样的。

张医生：但是你过后再回想起来就觉得是别人把你扒光了再打你，是吗？

来访者：是这意思。

张医生：你是晚上做梦的时候"添油加醋"呢，还是醒来以后这么想？

来访者：醒来以后也这样想。我后来对于这样的事情发生的原因也总结了一下。我认为这跟我为人处世的习惯有关系，我当时对于他们这样打我一下可能并不满，但我的习惯就是忍让，所有的不满也不说出来。这种幻想可能就是不满情绪淤积后的爆发。

张医生：除了在大学期间发生的事情让你"难以忘怀"，在工作中，还有类似的情况吗？工作中可能也有人对你有言语的不敬、冒犯？

来访者：工作上倒是没有。我感觉主要和我与人交往中的恐惧有关。

张医生：你说的恐惧是指什么，能具体讲讲？

来访者：比如别人给我强加一件事，本来我是该拒绝的，我都是一味地接受，不敢反驳。我认为当时的根源是这样。

张医生：你说的意思不是对人恐惧，是别人让你做的事情你不敢拒绝，不得不做，害怕冒犯、得罪对方，之后你又很后悔做这件事，对吗？

来访者：对，对。

张医生：你刚才提到大学时有这种症状，毕业后还有这种症状，你毕业多长时间了？

来访者：大学毕业两年，现在症状轻一点了。

张医生：为什么变得轻了呢？

来访者：因为我之前找过心理医生，把我大学时产生这些想法的根结找到了。

张医生：找到根结，所以现在放松一些了？

来访者：对，现在放松一些了。

张医生：这些听起来比较纠结的想法有没有影响到你的睡眠？

来访者：工作压力大的时候，这些事情会更严重，会有些影响睡眠，但是彻夜地失眠倒不至于，顶多是入睡晚一些。

张医生：一周七天，有几天影响你睡眠？

来访者：最多两三天。

张医生：也就是一周内有一半的时间，你是休息不好的？

来访者：对，我休息不好也与其他的生活习惯和工作上的事情有关，基本上因为心情上的纠结影响休息的也就是一天。

张医生：每周至少有一天会因为纠结睡不好觉，对吗？

来访者：对。

张医生：这些纠结的情绪有没有影响你谈恋爱？你最近在谈恋爱吗？

来访者：最近没有，因为最近工作特别忙，而且我明年还考虑留学，我想先把这些事情安排好。

张医生：你是没时间谈恋爱，对吗？

来访者：对，我想先把这些事情处理好。

张医生：这些症状有没有让你变得比较容易发脾气？

来访者：基本上没有，我的脾气特别好。我也在想，如果大学时候那件事当时就表达出我的不满，今天可能就没有这些事了。

张医生：我觉得你总结得挺有道理，所以我经常说，什么事藏在心里久了就成心结了。你在一周之内有没有变化？有没有哪几天心情比较好、不这么纠结的？

来访者：有。

张医生：你心情好的时候，做的事情有什么不同吗？

来访者：比如工作做得好，自己对自己特别满意，就会心情好。

张医生：除了工作能提高满意度，有没有什么其他方面的？比如体育运动、听音乐之类的？

来访者：我听音乐或是看电影，看到自己喜欢的东西都会好一些。

张医生：喜欢某种体育运动吗？

来访者：比较喜欢打篮球。

张医生：你打完篮球会感觉纠结少一些、睡觉香一些吗？

来访者：有这样的感觉。

张医生：一周能有几次运动？

来访者：我每天基本上会抽出 15～20 分钟跑步，周末会打一次篮球。

张医生：那你每天一刻钟的运动与打篮球相比，哪一种运动之后的效果更好？

来访者：打篮球更好，因为它是团体运动。

张医生：为什么团体运动更好呢？

来访者：大家一起配合，打得特别开心。

张医生：不是因为跑步和打篮球在运动强度上的区别，而是因为团体运动你能和别人交谈、聊天，这类的事情能使你放松，对吧？

来访者：对，跑步因为每天都进行，感觉就像是工作一样了。

张医生：你每次打篮球都是和同一伙人吗？

来访者：不是同一伙人，基本上有两三个人是固定的，剩下的就是随机的。

张医生：你现在用药了吗？

来访者：没怎么用。

张医生：好的，我刚才问了你很多问题，在我分析你的症状之前，你有没有想问我的问题？

来访者：我主要是想知道我这种症状产生的原因是什么。

张医生：看起来你感兴趣你的诊断，对吗？

来访者：对，我觉得任何病人都对这个感兴趣吧。

张医生：对的。首先，你刚才说的几个症状，我们在临床上叫作焦虑症，你有以下几个典型特征。第一，你对大学时发生的事情仍然放不下，老百姓叫"心眼小"、"耿耿于怀"，医学上叫强迫思维，是焦虑症的表现；第二，你出现了对安全的怀疑，比较焦虑。比如你离开家后还担心门没有锁好，这里我不问都知道，你回去检查的时候，绝大多数，门是已经锁好的。老百姓管这叫"多虑"，在医学上它也是焦虑症的一个表现。第三，明显看出你是个很善良的人，对别人交代你做的事情、领导布置给你的任务，你都不好意思拒绝，基本上是"有求必应"，但你背后就纠结了。这种情况也是焦虑症的表现。如果没有焦虑症的人，特别放松、超然、直率的人，当面就会说"这个我不能做"。最后，焦虑的人基本上都会睡不好觉，不管一周有几天睡不好。很少有焦虑症的人到了晚上睡觉很香,在美国叫"baby-sleep"(婴儿式的睡眠)。以上这些症状都很明显地表明你达到了焦虑症的临床诊断标准。得病都是不幸的事情,这里我想说说你比较幸运的事情:第一,你的疾病的程度明显没有达到中度以上,你刚才讲到,你没有用药就已经在变好,一般中度以上的患者都不会是这样;第二,你提到经过心理咨询之后,感觉比原来想通一些了,这说明心理咨询对你是有效的;第三,你刚才提到听音乐、体育运动,通过打篮球去社交都能缓解你的焦虑,这也说明你属于轻度到中度。

二、 讨论来访者的过去

从短程精神动力学的角度,咨询师可以与来访者讨论他的过去,这种讨论的程度多于焦点解决短程治疗,但不是强调、挖掘、聚焦来访者的过去。

【示范】

来访者为 20 多岁的年轻女孩儿,硕士学历,家境良好,一直未找到满意的男友,为此感到失望、焦急,前来咨询。

来访者:我现在最大的困扰就是交男朋友的问题,始终遇不到一个让自己满意的对象。

张医生:你是说碰不到满意的,还是已经碰到的人里面没有满意的?

来访者:碰不到满意的。

张医生:那你碰到过多少次了?

来访者:我只谈过一次,其他的那些只能算是接触。

张医生:最近一次和异性接触或是谈恋爱,对方身上哪些地方使你不满意?

来访者:嗯……最近一次是性格的原因,对方脾气不是很好。

张医生:还有呢?

来访者:没了。

张医生:你喜欢要什么样的?

来访者:脾气好的。

张医生:好与不好太笼统了,能讲具体点吗?

来访者:这怎么说呢?温文尔雅那种是最好的,如果不能,稍微有点脾气也行。但是上一个人是暴脾气,肯定不行。

张医生：就是你能接受的上限是偶尔有点脾气，最好是温文尔雅的，上一个人的脾气明显超出了这个范围，所以你不能接受。

来访者：对的，对的。

张医生：还有其他条件吗？

来访者：还有工作能力、长相、身高、消费习惯，家境也会参考一点，但不会特别看重，我的最低要求是不要让我倒过来去都他的忙就可以了。

张医生：假如让你缩减到三个条件，排在前三位的条件是什么？

来访者：身高、脾气和工作能力。

张医生：你指的工作能力是什么？

来访者：就是比较能干吧，遇到事情比较稳重，对很多事情能够运筹帷幄，但并不一定是多大的事情。

....

张医生：有没有什么条件是你最不能接受的？

来访者：如果男人工作能力有问题，就不要谈了；如果身高比我矮的话，也不用聊了；如果是个暴脾气的话，那也就算了。

张医生：看来三个你想要的和你不想要的条件是统一的。最后接触的这个男孩是因为脾气不行，那在这之前接触的男孩子呢？

来访者：有的也是因为脾气不好，有的是因为消费习惯接受不了，还有的是不太有能力，还有些是身高的问题。比如说，前一阵子我接触的一个男孩儿，我们原本约了当天晚上 7 点去吃水煮鱼，但我临时被领导派出去办公，完事以后只有 4 点多，而且不用再回单位了。我就打电话给他，"你能早点下班吗？要是不能的话，我就去你单位找你，否则我现在就去吃饭的地，可能要等你 1 个多小时"，结果这个男孩说，"既然已经定好了，就不要改了嘛"，我说，"可是这样我会浪费将近 2 个小时的时间在那等你，不然我到你单位附近等你，咱们随便吃点吧"，但是他坚持不更改原计划，还说他很想吃水煮鱼。结果我真的等了他将近 2 个小时，等得很郁闷。后来，吃饭的时候，因为他来的时候堵车，脾气也不是很好，还说"你看，就是因为你想吃，我们才来吃"。我听到这里一下子就火了，我说"你有没有搞错，明明是你想吃，否则我们早就在你单位附近随便吃点了，你这么说就太没有意思了"。后来我就叫服务员结账，他非要结账，我就把钱往桌上一扔，拿着包就走了，他后来追出来要送我，我也没让，两个人各自打车就走了。

....

张医生：你的父母是比较强势的吗？

来访者：嗯……我小的时候，他们对一些原则性的问题会比较强势，其他的问题还是可以由我自己来做主；现在我年龄越来越大，他们对我也越来越民主一些。

张医生：你现在是一个人住吗？

来访者：基本上一个人住，但是前两天我发烧了，我妈妈来照顾我。

张医生：你跟他们在一个城市里住？

来访者：有的时候在一个城市里住。

张医生：你是大学毕业就搬出来住了吗？

来访者：嗯，对。

张医生：你刚才讲他们现在变得越来越民主，意思是原来不民主？

来访者：他们认为为了能在小时候培养我的价值观，有的时候必须要强势。

张医生：你是个非常听父母话的孩子吗？

来访者：一般吧，中等偏上一点。

张医生：就是基本上听，大事上听，是这意思吗？

来访者：对，对。

张医生：你在家里是独子吗？

来访者：是。

··············

张医生：我想说你有一个特点大概和你的成长环境有关。我刚才特意问一下，你父母是不是特别强势，你是不是独生女。类似你这样的家庭环境，它的优点就是父母给你创造了良好的经济条件，并且在大事上帮助你作决定，生活上呵护你。缺点是什么呢？你会很容易形成一种定势，就是对方一定要比我强，你的父母肯定是比你行，经济条件比你好，你长相漂亮，肯定也是遗传他们的基因，很多事情他们考虑得也比你成熟，他们是已经成功的人，你还在走向成功的路上。所以，这种情况，你很容易喜欢什么样的人呢？除了年龄、长相和你匹配外，你还希望对方能和你父母一样成熟、有定力、宽容等。你刚才说的这些条件如果去掉年龄和情爱的成分，那不就和你父母一样嘛。我刚才一直想让你举个例子来验证我的判断是否准确，你讲的是一件事的客观易得性，"这么难为什么还去做呢，还要等你两个小时"，而且在你看来吃什么不是主要的，是利用吃饭的机会和对方交流，考察一下对方。你也没有去想这个计划的改变是否会给对方带来经济上或是其他方面的损失，因为那些在你看来都是不重要的，这恰恰说明你的经济能力比较好。你最不能接受的是对方冒犯你，一定要坚持原来的计划。

来访者：嗯。

张医生：很明显这个人不像你父母那么善解人意，你的要求，父母一定是尽可能去满足。他坚持自己的意见，而没有把你们的见面当作重点，很容易引起你的反感。假如当你表示不方便时，对方能够体谅你"看起来你工作很忙，很辛苦，要不这样，你现在就往家走，我们就在你家附近吃，吃完你能尽快休息，我也不在意吃什么，主要就是想和你说说话"，你心里就会很感动，因为你看到对方可以为你随时改变已经订好的计划，不管多难、花费多少钱。所以，你是在期待着对方更成熟，比如能够关心你为什么要出去办公，又遇到什么新鲜事了，有什么新的体会，这样就能够读懂你。但是很多时候，如果对方不是和你处在一个成熟度上、一个经济水平上，就很难理解你。以你的经济能力，你并不是真的在意吃什么，即使是附和对方，也是为了表示尊重。如果对方不能理解你，很可能是跟成熟度或是经济能力有关。因为家里人对你都非常理解，遇到这样的情况，你的挫折感会很强。可以看出来你的需求是希望找个成熟度高的人，在你不高兴、发怒的时候，这个人能够征服你，而不是让你更加难过。所以，你在找对象的时候，除了身高、脾气、工作能力这些指标外，实际上你更需要的是这种"呵护型"的男人，情商和智商上都能超越你，这样能够驾驭你，而不是具体要赚多少钱。你没有具体的指标，这是好事，你如果要年薪一百万以上，那肯定不好找。你举的例子又是这么微小的事情，还是仔细思索之后的例子，这说明你的要求实际上是不高的。在经济条件非常优越的家庭里培养出像你这样想法的女孩，说明你父母做人比较成功，没有把你培养成极其挑剔的人，使得别人根本无法满足你的要求。在我看来，你的要求非常客观，从自身的条件出发，比你稍好就行，更重要的是成熟度比较高，别来给你添麻烦，为什么呢？一个被人照顾惯的人是最怕照顾别人的，因为那对你来说负担太大。所以，总体来讲，你的要求不高，肯定可以找到，但是你要具体到什么情况才行；否则你就会容易被一些细节感动，一个容易因为小事生气的人也容易因为一些小事感动，反倒忽略了对方是什么样的人，最后别人要不要结婚，你也不介意了，脾气好不好，你也没注意。你没发现你总是"马后炮"、"事后诸葛亮"，接触几个都不顺。心理咨询能助人是帮助你变成"事前诸葛亮"。我这样帮你分析对你有帮助吗？

来访者：很有帮助，张老师，很多东西我都没有意识到。我父母一直对我照顾得很好，我原来总认为自己很独立，但是听你分析之后，我发觉自己还是需要别人呵护我多一点，我自己都没有意识到。

三、 关注来访者的人际关系

透过来访者的人际关系模式,咨询师可以全方位地分析来访者如何与人交往、协作、如何对他人作出反应等一系列的内容。

【示范】

> 来访者为年近 40 岁的企业高管,已婚未育,认为自己在人际关系方面存在问题,与父母姐妹、丈夫、同事的关系都不是很亲近。大家都尊敬她,但无法与她交心。来访者认为这个问题会阻碍未来的事业和生活更上一层楼,但不知该怎么办。

张医生:一般家庭涉及离异时,关于孩子要么是每人都要,要么就是都给一方,另一方出抚养费,你的父母为什么都不要你呢?

来访者:不知道为什么。我记得当时我爸说老大懂事,所以他要老大,我妈喜欢老二,为什么都不要我,我也不是特别清楚。大概前两周和家人说起这件事了,好像是因为我从小不太爱说话,性格倔强,不太讨大人喜欢。

张医生:你提到同事会觉得你要求严格,苛刻,这个问题是你做了高管之后变成这样还是大学时别人就对你有这样的印象?

来访者:我的性格是在大学毕业时发生了很大的变化。大四之前我一直都是偏内向的,喜欢写东西,比较安静,也不太喜欢和别人争什么,就是好学生的那种类型。大四论文答辩和找工作时都表现得很好,好像也没有刻意去进行什么改变就这样了。这种状况自从我工作后一直有,但不是来自别人的评价,别人感受应该没有那么强烈,客观讲,我在工作上一直比较顺利,领导和同事都比较认可,是我自己觉得不太好,尤其是最近几年做高管之后,我会慢慢地理性看待自己,但还是很多事情都放不开。

张医生:总体上来看,大家是喜欢你这样还是不喜欢你这样呢?别人在给你提意见的时候,意见主要集中在哪些方面呢?除了你刚才说的对别人要求严苛?

来访者:在工作上别人觉得还好,只是在职场上不能成为很好的朋友,作为同事和上司还是不错的。关于别人的反馈,一方面是觉得我能力很强,第二方面觉得我做事很有想法,为人很公正,第三方面是觉得我不够包容。

其实在管理学的角度讲，我是那种领跑型的人，也就是我在前面跑，让别人跟着，所以别人会觉得很累，有抱怨。

张医生：别人觉得累是因为你给的活多，还是你的要求很机械，必须要按照你的标准去做？有的领导者可以是精神领袖，带领大家往前跑，还有的领导是领导大家按照一个标准做，不能乱来，共同遵守很多规章制度。作为领导者，大家提意见不在乎你是不是在前面，而是看你是给大家机会还是告诉大家具体怎么做，做不到你就不高兴。

来访者：我通常会告诉别人具体的目标，如果不会做我会告诉他们方法，如果他们自己可以，我是不会去干涉的，我不是很机械的那种人。主要原因还是我在设定目标或完成工作的过程中，会不自觉地用我的标准来要求别人。

张医生：我明白，你自己是不是一个做事很有效率，很循规蹈矩地按照一定的程序执行的人？或者说你自己制订一个计划后会完整的、忠实的完成吗？

来访者：我制定一个目标后，的确会按照自己的计划去坚持，但实际上我又是个很灵活和创新的人。比如我计划一年之内达成什么目标，我会严格按照时间表去做，遇到困难会去坚持，坚持过程中用什么手段和方式我不是很在意。

张医生：如果别人不像你这样做呢？

来访者：我会很失望，之前也会不理解。我的好朋友评价我是个对自己要求很高的人，不自觉地就会变得对别人要求也很高，这一点可能会体现在很多方面。

张医生：也就是说同事中尊敬你、崇拜你的比较多，但关系难以亲近，是吗？

来访者：是的，就是不贴心。我带团队时大家会很支持我，效率也很高。我的上司也是要么很喜欢我，要么很讨厌我，因为知道我做事认真。所以总体上来讲，我似乎是不能让人交心的那种人。

⋯⋯⋯⋯⋯⋯

来访者：我认为自己是男性化成分多一些，而且做事时愿意与男人来往，因为简单干脆。但别人评价我是个矛盾的人，表面看像老虎，做事干脆、强势、直接，但走近我就会发现其实挺小女人的，就是思维方式不是很男性化，反而会顾虑较多，很敏感，在意别人的评价。

张医生：这得近到一定程度了，一般的关系是看不到这些的，对吗？

来访者：对。

．．．．．．．．．．

张医生：你之前得过妇科类的肿瘤，感觉在术前和术后，自己的不安全感有变化吗？

来访者：没有变化。也许是因为年轻，拿到化验单的时候我没有像别人那样恐慌，我自己坐公车回到住所，只是心里觉得很难过。当时和父母的关系不是很好，我最初还决定一个人去完成整个治疗过程，所以这件事对我没有什么大的影响，包括不安全感。反而是在接受治疗的那几个月让我决定这辈子一定要做些什么事情。不安全感好像从小到大都有，小时候没有意识，后面就是比较平稳的状况。结婚之后，尤其是近三四年，当我有意识地去看清自己时，这种不安全感就更加强烈。

张医生：总的来讲，你认为不安全感和你生病没有关系，而是婚姻等其他方面导致的，是吗？

来访者：我的感觉是从小到大都有，只是以前没有意识到，生病没有使它增强或减弱，那时候也没有太在意，近两年开始想看清楚自己，或者更冷静地看清楚自己时，这种感觉越来越强烈。每当遇到大事时，我的状态和别人不太一样，就更能意识到自己的不安全感了。

张医生：你现在最担心的是什么呢？

来访者：不管我的情绪有多不好，我最担心的是如果有一天生命结束了，我没有做成我想做的事情，我在这个世上好像白来了一圈；第二个担心当然是我和先生的关系，我很害怕我们不能再重新走在一起。因为他对我来说不仅仅是丈夫的角色，还意味着我的家庭、我的爱人甚至我的亲人，我曾经觉得在这个世界上我唯一的亲人就是他，但我对前者的担心是会超越其他事情的。

张医生：你有父母，还有姐姐，却说唯一的亲人是丈夫，是说你和家人的关系都不太好吗？

来访者：也不能这样讲，这几年家里人给我的定位是家里挑大梁的人，比如赡养父母，给父母买房子，帮姐姐找工作，安排姐姐的生活，调解家里的矛盾等，他们都开始愿意听我的意见，而且他们近几年也会有变化，其实还是很关心我的。对我来说，这种影响是从小到大一直有的，我们姐妹几个都承认小时候的家庭环境对我们在处理家庭关系上有不好的影响，性格上也有不太好的地方，而我是这种状况一直存在。我对他们更多的是一种责任，这也是一种亲情，我会为他们做事情，但我没办法在感情上觉得当我遇到困难时身边有人，主要是一种感受。这些年我为家人还是做了很多事情的，所以他们还是在意我的。

张医生：他们对你有能力方面的肯定，特别尊重你，很明显你比他们书读得多，钱挣得多，位置做得高，但在感情上大家没有把你当作核心，和你不亲近，可以这样理解吗？

来访者：在感情上彼此之前都不亲近，都不是核心，这是我们家的状况。

张医生：因为你刚才说得肿瘤的时候想一个人去治疗，不想告诉家人，大多数人要么会和姐妹讲，要么会和父母讲，不会像你这样应对的。表面上看你很坚强，实际上是没有一个让你愿意分享内心的人，你甚至可能会和陌生人讲，对吗？

来访者：对的，你说得很对，但我想表达的是，这是我们家的普遍状况，不是我一个人的问题。

张医生：我理解。同事对你是不是也这样？大家对你很尊重，因为你能带领大家实现愿景，做出不错的成绩。但大家没有把你当作 mentor（良师），而是当作 leader（领导），对吗？

来访者：你说得很对，同事基本上是这样的状况，大家对我的评价还是蛮客观的，但不能做 mentor。

张医生：客观是因为尊敬你，实事求是，当人们关系亲近时就不实事求是了。

来访者：对的，我现在回顾有时在工作上处理一些事情时挺不人性化的。

张医生：那你和丈夫之间的关系我也可以这样理解吗？别人说你们很客气，相敬如宾，实际上也不是感情非常近，而是你经过理性分析后觉得他是你需要的，他也经过理性分析觉得你是他想要的，但两个人并不是如胶似漆的关系，对吗？

来访者：对，完全不是。我个人觉得我们在一起也不是理性分析后的结果，还是一种感觉，比如我见到我先生时就真的很喜欢他，后来发现和我想要的是那么契合，我觉得他也是因为欣赏我。但为什么我们的关系正如你所说，不是那么亲近，那么如胶似漆，我曾经和他说我们可能太像了。还有就是因为我严重地需要爱，而他不能给我爱，所以我们的关系确确实实不亲密，甚至这几年都没有什么沟通和交流。

张医生：第一，你从小性格刚强，不服软，但你的智力非常优秀，通过你刚才的谈话就可以看得出来。我还知道你的外形比较漂亮，这不就非常奇怪吗？需要你反问自己，一个女人非常漂亮，智力非常优秀，却不讨人喜欢，为什么？很明显你从小就有这样的问题，因为3岁看大7岁看老，你从小就不会察言观色，"溜须拍马"，小女人的气息不强，你自己也说了更喜欢和男人们一起做事，并且我也没在你的谈话中感受到女人的气息，通过你的语言和态度，很难让人感受到你是女人，怎么都像同事或哥儿们，那你小的时候也一定是因为这样很难讨人喜欢。往往这样的孩子都是人格上有些问题，太强了，不容易服软，不容易察言观色，总是坚持原则，也就不容易讨别人喜欢，所以在几个孩子中你很快就会"脱颖而出"。那为什么后来大家又对你好了呢？你挣钱最多，位置最高，对家里的贡献最大。这又印证了你因为智力、能力非常强，靠你的能力为他们带来了真金白银，也尽你所能地照顾家人，不论是物质方面还是其他的客观指标上，你的确做得很好，他们当然得尊重你了，但并不是从心里和你亲近。通过你做的事的确能看出你是非常刚强的人，但是缺少一个女人特有的弹性，当刚强到一定程度的时候慢慢就会软下来了。第二，同事给你的评价也是一样的道理，你对自己和别人要求都非常严格，他们尊重你是因为你干得好，靠成绩和政绩赢来的，但不能说他们非常喜欢你，愿意亲近你，这依然说明你性格有问题。第三，你那么年轻得了肿瘤是不幸的，但幸运的是你及时发现了。很多女人都不愿意手术，你当时很理性也很果断地决定手术，现在来看你做对了，以后只要按时去检查避免复发就可以了。我在这里想说的是，很多人都会被这件事击垮，我在医院里经常看到一些大男人看到这样的化验报告后就直接被转到精神科了，不会回家了，好像都没有活下去的勇气了。而你看到报告后还坐公交车回去，只是心里有些难过，还决定不和家里人商量，准备自己去接受治疗，如果这还叫女性化的话，我就不知道什么是男性化了，这又说明了你性格里刚烈的成分更多，缺少弹性和应对变化的能力。这些特点从小到大都有，只是检验你的方式不一样而已，从家庭到工作、到生病再到丈夫，都是反复证明你性格里的这些特点，使身边的人都是非常尊重你，但无法亲近你。但这样的人格也有它的优点，你之所以能有今天的成就，也和这些特点有关，所以人格特点是把双刃剑。现在看来你是C类人格，属于强迫型人格特质，但没有达到人格障碍的诊断标准，因为你没有影响工作也没有影响生活。这种人格特质的人缺少弹性，但往往是科学家、创业者具有这些特质，因为非常有韧性，特别能坚持，也就是说它给你带来一些麻烦的同时，也给你带来了一些益处。

四、 观察来访者与咨询师的关系

由于咨询师无法直接观察到来访者在现实生活中与周围其他人的人际关系模式,因此,通过观察来访者与咨询师在咨询室中的相处状态,很大程度上能够反映出来访者在现实生活中与他人的相处模式。

【示范】

> 来访者为20多岁的年轻女孩儿,硕士学历,家境良好,未婚。认为交往过的男孩子都很幼稚,却无法具体表达出什么样的男孩子令自己满意。

张医生:你能不能给我举个例子,比如你问了什么问题,那些男孩的回答让你不满意,感到他们很幼稚?

来访者:嗯……举一个例子?

张医生:对,你刚才讲男士让你感到幼稚,你能不能举个例子,在你看来,什么是成熟?

来访者:嗯……我想想,我原来认为成熟就是对一些比较大的事情能够把握得很好,比如对人的分析、判断很准确,对一些场面上的事情也会处理得游刃有余,对一些可能有风险的事情能够适当地规避。但是后来我发现男人想达到这种成熟的程度可能得到40岁,我就降低了一下要求,只要是能对我的疑问给予一些比较成熟的解答,我们俩能够交流就可以。他看待问题不能总是以学生的眼光,固执地认为这个事情就是怎样,这样时间长了我就觉得我们两个不合适。张老师,我这样解释,您明白了吗?

张医生:没有,更糊涂了,呵呵。

来访者:我确实举不出具体的例子。

张医生:是啊,这让我感到很奇怪,我给了你很多机会让你举个例子,你都说不出来,都是比较空洞的描述。你从事的是什么行业?

来访者:经济类的。

张医生:不是学财会这些具体的东西的,对吗?

来访者:不是,财会的课程有上过,但是我最终从事的工作和这没有太多的关系。

张医生:哦,经济的,就是平常都是"假大空"的东西比较多,预测、规划等?

来访者：呵呵，可以这么说，宏观的东西多一点，具体的东西不太多。

张医生：对，你刚才所有说的东西都非常空洞，这肯定是跟平常的工作习惯有关系，说不出具体的事情。

来访者：对，您刚才问我的时候，我真的思考了，可是我想不出来具体的事。

············

张医生：你有一个具体的"毛病"就是说话特别不容易具体，这种情况对于那些从事具体事务的人来说，听起来特别费劲。我刚才反复问你，总是听不出你能说出具体的事情，像是"挤牙膏"一样。我刚才特意问你从事的是什么行业，什么行业是做具体的事务的呢？医生、会计师、工程师等，这些人都特别希望跟别人交流的时候快速把一件事说清楚。什么样的专业是不具体的呢？中文系、历史系、MBA等，这些人都不是从事具体事务的人，通常会比较宏观。比如医生，每天至少 8 小时都在看病人，得抓紧时间诊断、治疗，比如评估一个病人如果是阑尾炎就抓紧手术，不是阑尾炎就看是什么其他毛病，都是这样在做具体的事情。所以，这个问题需要你注意，假如找了一个做具体事情的人，你得尝试怎么把事情说得具体，这样才能引起对方注意；假如找的是和你一样的人，都是做宏观的，那就没关系。所以，刚才说这是你的毛病，实际上并不是真的毛病，而是要看面对什么样的人，"物以类聚人以群分"，相似的人就容易互相欣赏。面对不同的人群，要有不同的谈话方式，如果是跟搞哲学的人整天谈论"柴米油盐"，对方肯定痛苦；跟医生和律师总去谈论抽象的东西，对方也会搞不清楚你想说什么，不得要领。所以，这就是我在讲的谈恋爱中策略的问题，恋爱本身是一种化学反应，"对味"才能有反应嘛。

来访者：呵呵，是。

五、移情与反移情

咨询师在咨询过程中甚至可以以自身为工具来衡量来访者，即观察来访者对咨询师的移情；反过来，咨询师还可以体会自己对来访者的反移情。这个阶段非常类似于动机面询技术中的引导（Guiding）环节，只是不同历史发展阶段，不同咨询师对这一技术的不同描述和定义而已。

【示范】

来访者为四十几岁的中年男性,中专毕业,自营公司,离异两次,有两个小孩。来访者与女友交往 6 年,始终未走进婚姻,因两人的感情问题前来咨询。

来访者:刚开始她也给了我承诺——"我在工作上辅佐你,在生活上照顾你"。生活上也倒无所谓了,她少做,我就多做,家里也都请了阿姨,关键是工作和事业上,整天丢三落四,说白了,她这种情况如果到其他公司去打工,连个合格员工都不如,肯定要被淘汰的。刚开始,我也是很有耐心地教她一些方法,她跟我在一起后,因为我的条件还不错,就索性不努力、不上进了,有的男人可能也能接受,但是我的价值观不是这样的,我认为一个人不努力做事,将来你的儿子、孙子都会看不起你。我们关系恶化时,她采取跳楼、自杀的方法,实际上我这几年的忍耐是非常痛苦的,我本来是想和她分手的,但是没办法。再加上,她的父母很善良,爸爸很努力,靠自己的努力做得很好,她爸爸对她这种丢三落四、做事不认真也不认可。

张医生:我听你的女朋友讲,你是一个非常成功的商人,我还是没明白,你为什么要求你的太太一定是一个好的员工、好的经理,做事一定要达到某个标准呢?太太可以是工作的助手、生活的伴侣,也可以只是生活的伴侣,为什么你找的太太一定要在工作习惯上跟你匹配呢?这是你的唯一要求吗?

来访者:这个事是这样的,因为她的口才很好、形象也不错,我们刚开始谈恋爱的时候,她也说要努力,要如何如何,但实际行动却不是这样的。这样给我们的生活带来很多不开心,比如我们在国外生活的时候,她作为一个大学毕业生,却不能张口讲英语。我在国内给她报了两次学英语的班,她连最基本的生活用语都学不会。我那时候跟她约定了,一天学习一个小时,但是这几年下来了,她还是张不开嘴,她不去学。用我的话讲,她一点毅力都没有。

张医生:一般情况下,普通人希望太太是多面手,你自己事业很成功,已经是个多面手,执行力也很强,过去是靠自己的努力奋斗出来,那时候就需要身兼数职,不可能找保姆、找翻译,但是现在你已经这么成功,你刚才说的事都是工作上、翻译上的事,这些事统统都可以找人做,对你来说也不会负担不了,你为什么一定要太太去做这些事?而不是分开,让不同的人做不同的事呢?

来访者：嗯……比如学英语这个事情，她的大学英语四级考试已经通过了，如果是这几年能够每天坚持学习一个小时，她张开嘴讲英语是完全没问题的，不需要达到能用英语工作的水平，只要是生活用语就可以，这样我们去商店买东西就简单了。如果我工作上要翻译一份文件，一定要太太把这个攻破，我觉得这是过分了；如果只是上街，应用一些简单的生活用语，她为什么不行呢？

张医生：我不知道你平时是怎么和她沟通的，你刚才提出的要求，这么一堆，我一听都觉得迷糊，但如果你说"你就当我生活中的外语翻译，其他的都不用你不管"，这么说就特别能够调动对方的动力，听起来也不难。但你刚才那么说听起来就比较吓人，好像要"出得厅堂，入得厨房"，在公司里工作也特别优秀，生活中又能是你的助手，这对于一个高干背景出身、从小没怎么吃过苦的女孩儿来讲，压力特别大，容易产生"破罐子破摔"的感觉。如果就是学会一些日常外语，这听起来并不难，但是这是你的唯一要求，还是众多要求之一？这直接关系到她学习的动力。

来访者：我们在国外生活的时候，家里雇了个保姆，基本生活都不用她管的，在那个地方也没有工作，就是让她每天学上一个小时，我觉得这个要求是我的底线。

张医生：我想问一下，她在大学期间是学的英语专业吗？

来访者：不是，是学中文的。

张医生：这就是问题，我现在明白为什么这么难了。如果一个人过度地学习中文、诗集，就把大脑的语言中枢给占住了，一旦一个成年人特别好地掌握了一个国家的语言，再去学习另一个国家的语言是非常困难的，这跟小孩子学习外语的情况是不一样的。这样她学习起来就显得很"笨"，一开始的时候中文特别发达，英文就总是有塞不进去的感觉。我总感觉到，是不是你在跟她沟通的时候没有这样跟她讲："那些工作的事你就忘了，交朋友的事也先放在一边，家里的家务也不用你管，你就学习些英语当我的'拐棍'。""有两件事特别重要，一个是我跟外国人谈事的时候，有些事情我不想让翻译知道；第二，购物的时候不方便总是带着一个翻译上街。"

来访者：说了，这些都说了。

张医生：我刚才听你从头到尾叙述下来，总感觉你是把太太也当成普通员工一样要求，你也许说过这样的话，但是你一直在强调的是执行力、价值观等问题，我听起来都特别心潮澎湃，特别想到你的公司当雇员，感觉你是个非常好的CEO，但如果你当我的丈夫我就觉得有问题了，感觉你是在动员我工作，不是在跟我卿卿我我。

第三节　短程精神动力学在评估中的作用

一、寻找主题线

当来访者讲述许多困扰、不幸、痛苦的时候,咨询师要抱有精神动力学的思想和模式,在来访者繁复的讲述中抽象概括出一条"主题线",即医学中常说的"一元论"。通常情况下,咨询师所抽象概括出的主题线,最多不能超过两条。

二、澄清症状

来访者自己讲述的困扰及其原因,往往是源于来访者自身的理解和感受的版本,咨询师不仅要在来访者的版本中听懂来访者的情感变化,更要分清来访者的症状中,哪些是原发症状,哪些是继发症状。

三、观察阻抗

面对面咨询的效果往往优于电话咨询,在面询中,咨询师除了倾听来访者的语言,还能够亲临现场观察来访者的表情、神态与肢体动作。在这个过程中,咨询师可以有效地观察来访者是否存在阻抗,来访者使用的是哪些防御机制,以及咨询中是否存在移情和反移情。

四、判断人际关系

咨询师可以从治疗关系的角度,观察来访者与咨询师的关系是否正常,推测来访者在现实生活中的人际关系是否存在类似的问题。

五、修正假设

咨询师给予来访者的干预和治疗,都基于咨询师自己所做的假设,比如咨询师自己抽象概括出的主题线等等,这种假设未必是绝对正确的,因此,有经验的咨询师需要在咨询过程中不断修正这个假设。

第四节　短程精神动力学的治疗目标

一、解决来访者的冲突

来访者寻求心理咨询的帮助，最常见的原因是由于来访者内心存在自身无法解决的冲突。

【示范】

> 来访者是位近30岁的女孩儿，大学学历，公司职员。与一位比自己大8岁的男士交往7年，且男士有家庭、有孩子。去年，来访者做了一次人流手术，一次宫外孕手术，导致男士因心理压力过大决定分手。来访者难以放下这段感情，更无法接受两人以这种方式分开，非常痛苦。

来访者：我和男友交往有近7年的时间了，我们原来是同事，但他已经结婚了，所以我们属于婚外情。去年开始我们发生了一些不太开心的事情，导致两个人在朝着两个方向走，可我放不下这段感情，所以这段时间一直很痛苦。其实我也知道将来肯定会有这么一个过程，但因为去年发生的那些不愉快的事情而导致目前的状态，以这样的方式结束我们的感情，让我难以接受。

张医生：能具体讲讲去年发生什么事了吗？

来访者：去年我做了一次流产手术，手术之后他对我比以前还更好一些。后来在他工作特别忙的时候我又做了一次宫外孕手术，这使他的心理压力很大。他是个非常理智的人，又不是特别没有责任心，对这件事的处理办法就是慢慢地把关系拉远，很多心里话都不和我讲了。他觉得我们的关系不能再继续了，怕耽误我。除了他工作上的事情外，我们还发生了一些不开心的小事情，让他越来越确定这段关系不能再继续了。我在内心里也能接受分开的状态，但以他这种方式和态度分开让我特别接受不了，刚做完手术的时候，我倒不期望他更疼我，但起码要做到在身边安慰我，当时他虽然没说要彻底分开，可我能明显地感受到他的倾向性。他给我的承诺是给我一些物质上的补偿和心理上的愧疚，但我要的不是这些，我要的是在那个时间点的关心,而不是越走越远,他的承诺对我更是一种伤害。这种不远不近的关系持续了一段时间后,我赌气说我们不联系了。在没有联系的那段时间他认为我们就是分手了,但我一直在等他的态度。

张医生:我先了解一下,你的宫外孕手术做到什么程度,会影响你以后怀孕吗?

来访者:不影响。

张医生:那还好。刚开始和他在一起时,你是打算在一起一段时间,还是想和他结婚呢?

来访者:这点我是非常清楚的,刚开始我们的关系发展到那种程度,我的愧疚感是明显大于他的,所以我的心路历程是非常心酸的。最开始我们只是一起出差,那时我的思想没有那么开放,他当时和我的感情肯定是不一样的,但经过一些事情后,让我相信他是非常认真的,再加上我当时也不是特别懂,两个人就在一起了。我那时知道他结过婚什么的,所以心里非常愧疚。

张医生:他是结过婚还是在婚姻中?

来访者:我知道他是有家庭的。

张医生:有孩子吗?

来访者:有。

张医生:他有家庭、有孩子,你和他在一起是什么样的目的呢?是因为感情很好在一起一段时间,还是想和他结婚?

来访者:没想那么多,他们一直是两地分居的状态,他多数时间都是和我在一起,因为我们经常一起出差。我没有想过让他放弃家庭和我在一起,这个想法我从始至终都没有过,他也是把我当作很亲近的人照顾着。

张医生:你们有年龄上的差距吗?

来访者:他大我8岁。

张医生:你们是一个单位的,是吗?

来访者:是的。

张医生:他和妻子两地分居的时候比较孤独而选择你,而你也没打算和他长期在一起,为什么后来你又是怀孕又是宫外孕,没有做保护措施呢?

来访者:因为他一直给我的感觉都是我们俩的感情是一辈子的,他会一辈子都对我好。

张医生:这就是你们没有避孕的原因,对吗?

来访者:不是。我们一直都有避孕,但两次都是意外,属于避孕失败。

张医生：你做了两次手术之后，他提出不再和你在一起了，我还没听懂是什么原因？你没想要和他结婚，也没有什么事情促成你们分开，他为什么突然提出分开呢？还是你决定要和他分开？

来访者：是他决定要分开的，说不能再错下去了。其实我也理解，他觉得这段感情太沉重了，让他的心理负担太大了。

张医生：你的年龄和学历都不错，这期间为什么没有打算找个同龄的，或者能和你结婚的男人呢？

来访者：这期间家里人也给介绍过一个，条件也非常不错，但当有个人在你心里时，别人是很难进来的。

张医生：现在这个人离开你，让你觉得好一些了还是更加难过了？

来访者：更难过了，其实也很纠结，这件事很难用对和错的观念来判断，心里的那种难受只有自己能知道。

张医生：你们分开多久了？

来访者：刚开始拉开距离有半年的时间，后来不联系也有半年的时间，但那段时间我一直都在关注他，也一直在等他，毕竟两个人有那么多共同的日子，我觉得他一定会来看我的，因为他是个很重感情的人，大概2个月前他来看过我。

张医生：现在不是他重不重感情的问题了，你的手术在表面上能看出来吗？

来访者：看不出来了。

张医生：你宫外孕的手术是怎么做的？

来访者：做的微创手术。

张医生：是腹腔镜微创手术吗？

来访者：是的。

张医生：那怎么会看不出来呢？

来访者：有一点点痕迹，但特别小。

张医生：你大概已经清楚我为什么要这样问你了，你准备怎么和未来的男朋友讨论这件事呢？

来访者：这也是我非常纠结的事情，他后来也劝我说每个人都有历史的，但我觉得这是他非常不负责任的话，他是理解不到我的痛的。当初做手术的时候我知道这对我意味着什么，不论是对我生理方面的影响，还是对未来感情的影响，我都知道，但心理并没有那么难过。因为当时他非常心疼我，在身边陪着我，给我承诺一些事情，让我知道自己在他心里还是有一定位置的,虽然特别疼,但我感觉非常幸福。那段时间他工作非常忙,手术之后他找了一个人来照顾我,所以来看我的时间非常少,电话也很少打。

张医生:你手术的事情家里人知道吗?

来访者:不知道。

张医生:你今天主要想和我讨论什么问题呢?

来访者:我不知道谁能帮得了我,除了这段感情让我难受以外,我心里还有一些事情很纠结。在我和他交往的过程中,他一直是让人不放心的状态,不完全是我这个位置带来的不安全感,还有他本身就是个"博爱"的人,虽然一直都是站在我身边,但明显能感觉到不安全感,也就是他所说的我一直怀疑他和别人有什么事情。其实我并不是怀疑他和别人会发生什么关系,但工作上像最初和我在一起时的那种暧昧是有的,所以我心里特别难受,一直纠结他在我们分开的这段时间里,有没有其他的感情?按理来说,既然分开了这件事就和我没有多少关系了,但心里就是特别难受。他还一直和我承诺以后不会再有别的感情了,我知道这很幼稚,男人的话不可信,但毕竟我相信他那么久了,如果真的有其他事情,我觉得自己这么多年都白过了,毫无意义,会有被欺骗的感觉,把之前的一切就都否定了。

张医生:你说的是自己欺骗自己吗?

来访者:肯定有自我欺骗的过程。

张医生:还有别的问题吗?

来访者:还有就是将来会怎么样?

张医生:好的,现在我们来一起分析一下,通过你刚才的谈话能听出来你是受过高等教育的人,逻辑和思路都很清楚。我们先从欺骗开始说吧,你说他欺骗你,实际上是你自己欺骗自己的成分更多。首先他年龄比你大 8 岁,有婚姻有孩子,而且也没想离婚,从和你交往的那天起他就知道自己在做什么,而你没有想明白是和他在一起一段时间还是要和他结婚。你刚才说很愧疚,从没想过让他放弃家庭,实际上很多和你类似的人都可能有这种想法。其次是你没有明确的时间点,也就是没想过在自己沦为大龄剩女之前赶紧和别人谈恋爱,把自己嫁出去。即便你知道对方不可能娶你,但你觉得无所谓,只要两个人感情好就可以,可这样的感情不可能是永远的,因为没有法律保障。交往多久你也没有上限,这样下去就相当于把自己耽误了,还好你现在还不到 30 岁。现在他要离开,你还觉得非常遗憾,如果他再晚离开你几年,以后你会更麻烦。30 岁是女孩子择偶时的一道坎儿,因为很多男士都愿意找 20 几岁的女孩子谈恋爱;35 岁以上生孩子就有难处了,虽然每个人的情况不一样,但孩子患唐氏综合征①的概率会提高,那后面你择偶就会非常难啊。你是女孩儿,更应该有时间点的,对方已经结婚生孩子了,早一年晚一年没有关系的。你现在还不到 30 岁是好事,但你们是因为巧合而分开,并不是你想明白了不耽误自己而主动放弃,你还想再继续耽误自己。很明显你是在自己欺骗自己,不愿想那些现实社会的人是怎么谈恋爱的。再次,既然你们一开始就知道不会永远在一起,总有一天你会开始自己独立的生活,这种情况一定得注意保护好自己,一次避孕失败可以理解,而且流产可能不至于留下很大的损伤,也不至于留下永久的伤害,我指的是生理上的,不是心理上的。但宫外孕就不一样了,留下了永久的疤痕,那你和下一个男友解释时就会带来很多困难。有些事的发生是没法预防的,但这些肉体上的伤害是完全可以预防的,一个人也可以预防。但不论什么原因,你们选择没有预防,很明显是你没有计划好,虽然这里有巧合,但造成的结局是最不好的。现在值得你庆幸的是,在 30 岁之前醒悟过来了,开始处理后面的事情。你的年龄和教育都很好,每个人都有历史,在当今社会你这也不算什么太大的问题。这几点大的问题你没有想清楚,现在还在遗憾他和你在一起的时候是不是有其他感情。对方肯定不会考虑这些问题了,他肯定考虑的是家庭、孩子、工作等比较成熟的问题,而你考虑的都是像你自己说的很"幼稚"的事,所以你现在非常值得庆幸的是没有造成太大的损伤,感情上也在恢复,这么多年的感情肯定不会马上就恢复,需要一些时间。你之前有这样想过吗?

来访者:你说的这些事情我都想过,也都能明白,甚至更深层次的问题也想过。

张医生:以你现在的条件,找个和你同龄的人困难吗?

来访者:应该不困难,但我心里的这道坎是非常难迈过去的。

张医生:离开他以后你是每天和其他男孩子交往,出去约会看电影?还是每天就在家里等着他给你打电话、来看你?

来访者:在分开的这段时间里,我都是在家里等着他给我打电话或者等他来看我,这期间有别人约我,或者家里给我介绍别人,我都拒绝。其中有一个家里给介绍的人,条件非常好,我也不得不去见,但每次见面心里都很不舒服,去见这个人之前我就知道肯定不能走在一起,因为他是家里介绍的,如果我们在一起了,家里就知道我的这些事情了。但对方可能觉得我比

---

① 唐氏综合征:即 21-三体综合征,又称先天愚型或 Down 综合征,是小儿最为常见的由染色体畸变导致的出生缺陷类疾病。患儿的主要临床特征为智障、体格发育落后和特殊面容等。

较好,非常希望能和我继续交往,他很诚意地去家里和我母亲表达过想和我有个结果。那时我心里非常乱,和家里也没办法说清楚,甚至对家里有些情绪,其实这些情绪是应该发泄给他的,但他一直躲得远远的。这些坏情绪我不可避免地就会带给家里人,妈妈不能理解我,觉得我很怪,所以和我的关系也很不融洽。

…………

张医生:我给你举个例子,看能否帮你看清楚,你的这种情况特别像吸毒成瘾。你见过吸毒成瘾的人吗?

来访者:嗯,电视里看过。

张医生:这样的人有个最大的特点就是戒毒的时候非常非常难,因为戒毒会有戒断症状,让人非常痛苦。毒品能给他们带来非常好的感觉,就像你过去的这段感情,给你带来非常美好的感受,让你得到心理的满足和依靠,就像毒品对人的作用。区别是真正想戒毒的人必须得把他关到戒毒所里强制戒毒,一定得和毒品隔开,在同样的毒品环境下让一个人戒毒是根本不可能的。所以要想成功戒毒必须得远离毒品,远离毒品环境,这对他们来说是非常难受的。走出戒毒所之后也会难受怎么办呢?就需要让他们做一些其他的事情来填充自己。出现戒断症状让人那么痛苦,为什么不让他们继续吸呢?问题是毒品伤害人的身体,正是因为长期吸毒会破坏人的健康,最终会使人走向死亡,才会要求人们戒毒,不是因为戒毒让人舒服,也不是因为毒品不能使人快乐。你现在就和这种情况一样,拼命的和我讲这个"毒品"有多好,给你带来多少快乐,尽管有时还会给你带来伤害等,总之是你还没准备好戒毒,没打算让自己远离"毒品",远离和"毒品"有关的人和事。爱情没有毒,问题是你们的爱情是没有结果的。

来访者:我知道,我们这种感情其实就是有毒的,我非常理解你举的例子,非常贴切。其实我在潜意识里是想离开的,但我现在更想做减法,这样可能会比较容易些。

张医生:你知道吸毒的那些人为什么家人都远离他了吗?因为他们执迷不悟,最后家属就放弃他们了。另外,我的患者经常和我讲,"我吸毒已经减少10%了",我问他原来吸多少,他说原来吸200美元的可卡因,现在是180美元,你知道吸10美元以上就算成瘾了吗?他从200美元降到180美元是没有意义的。所以有意义的是要给自己大致定个时间表,如果一下就解决有困难的话,可以给自己点时间,但一定不能是一年两年那么长的时间,那就等于什么都没做。你复发一次用两年时间,复发两次不就把自己拖到 35 岁了吗？用减法也得有时间表，得快速地减，不能一周见一次，一个月见一次，那不依然离不开吗？我这样讲你能理解吗？

来访者：能理解。

张医生：对，我一直强调你该如何往前走，而你不停地给自己找理由，说走出来有多难，很明显今天你还没有准备好。但这里你非常好的是可以情绪非常理性地来探讨问题，而且你还处在非常好的年龄段，年轻人的好处就是可以不断地犯错误，因为犯错之后就可以改好了。问题是你还在找各种原因和理由不想加速往出走，咱俩沟通的过程中你依然花 80% 的时间来讨论和他有关的问题，而不是想讨论怎么做可以让自己减少戒断症状，怎么做可以让自己尽快走出来，接下来还应该注意些什么。既然你能意识到这件事像毒品，这件事早晚要解决就是好事，说明你已经开始想要改变了，只是做得少，想得已经非常多了。估计一年前和你讨论这些问题你会很惊讶，家里人肯定没少和你讨论，你都是应付他们，现在你是开始接受要有下一段感情，只是还没准备好，一年前是根本不想接受下一段，这是区别，也是你的进步，说明你在慢慢从创伤里往出走。我希望下一次咨询你能更多地讨论减法已经减到很少的见面次数了，直到减到零，只减 10% 是没有用的。

来访者：也就是说将来他肯定是要在我身边消失的，是吗？

张医生：对的，一定不能带着这么深的感情和下一个人谈恋爱，一是对下一段感情不公平，二是你总是时不时地进行对比，一段长达 7 年的感情和一段交往几个月的感情对比，肯定是交往时间短的有问题啊。按照你刚才的逻辑，假如你和一个人谈恋爱，你和对方说："我和之前的男朋友感情不好的时候，就不和你谈恋爱了，我俩感情很好的时候，才能对你好。"你觉得对方能愿意和你谈恋爱吗？这不是公不公平的问题，也不是对与不对的问题，主要是不现实，你这不是想和别人谈恋爱，而是想把别人当出气筒，正常情况下，不会有男人接受这样的角色。不是让你一夜之间把这段感情彻底忘掉，也不是一夜之间让你从一百减到零，目标是减到零，但是要有时间表，而且是不能超过 30 岁。我这样讲你能清楚吗？

来访者：嗯，清楚。

二、帮助来访者了解自己

有时，来访者由于对自身的问题缺乏了解，希望通过心理咨询加深对自己的了解。

【示范】

> 来访者为30多岁的男性,大学学历,已婚。每当面对漂亮异性时就会紧张、不自然,不知该怎么办。

来访者:每当我面对漂亮的异性的时候,总是感觉很别扭。

张医生:你说别扭,是指的发窘,不知道该怎么相处,是吗?

来访者:是的。

张医生:你已经结婚了,是吗?

来访者:对。

张医生:你是大学毕业后就结婚了,还是工作以后?

来访者:工作以后。

张医生:你能客观地比较一下,你在男士里的长相,和你太太在女士里的长相,谁更好一些?

来访者:嗯……差不多吧。

张医生:你们在谈恋爱的时候,你感觉有压力吗? 你感觉她比你优秀吗?

来访者:我当时倒没感觉她比我优秀,应该两人差不多吧。

张医生:你刚才说在漂亮的异性面前感觉别扭,是因为对方又漂亮又优秀,还是仅仅脸蛋漂亮?

来访者:嗯……

张医生:比如你在餐馆看到一个女服务员,你明显看出她也没什么学历,可能就是农村来到城市打工的,但是长得很漂亮,你会感到有压力吗?

来访者:没有。

张医生:看到漂亮、地位又非常好的异性,你感到别扭,对吗?

来访者:对。

张医生:这说明你在自尊方面还没有锻炼到正常的水平,不像那些自信的人,看到漂亮的人,会觉得对方没有自己聪明,看到聪明的人会觉得对方没有自己漂亮,而你一旦看到比较优秀的人,就会有些发怵,因为你总感到自己不如人家,曾经在内心歧视过自己,心里会有一些阴影。

来访者:我记得小的时候最开始不是这样的,好像是上初中以后就变了。

张医生:你的小学和初中是在一个地方上的吗?

来访者：初中是在镇上，高中是在县里。

张医生：你在小学的时候是你们那里最优秀的，是吗？

来访者：是。

张医生：考到县里后不是第一名了，对吗？

来访者：不是了，就是中间靠前一点。

张医生：你没发现吗？每当换一个环境，你发现一些比你优秀的人的时候，你就开始自卑，这就是自卑心理带来的，这没什么问题，我们所有人几乎都有过这样的心理。这就像一个村长在村子里特别威风，县长一来，他就毕恭毕敬了，道理是一样的。这是一种正常的心理反应，但是你需要去克服它，因为它并不是一个正性的东西，遇到漂亮的、优秀的异性，你会感到发窘、焦虑，这就会影响你和她们的合作。如何去克服这个心理呢？当遇到漂亮的异性，你就要看到你比她业务好的方面，如果你总认为别人既漂亮又能干，那你就自卑了嘛。换个角度，看到自己从原先的环境里奋斗出来，有家有业，已经很成功了，你这么去想问题，人就会自信、积极起来。人在一个团体里也是，有比你优秀的、有不如你的，整天都盯着那些比你强的人，自然就感到有压力。看到自己现在取得的成就有父母当年的辛勤培养、妻子的支持、自身的努力，你就会怀着感恩的心去看待问题。有焦虑症的人，容易想问题比较多，时间长了容易变得"小心眼"，需要按照刚才我们讨论的方法锻炼自己，慢慢变得宽广起来。这里不是靠体育锻炼、听音乐能改善的，需要调整你看问题的角度和高度，有句话叫"知足者常乐"，看到自己已经取得的成就，心情就会好起来。随着你的生活环境的变化，眼界越来越宽广，能够结识优秀的人的机会越来越多，能够去领导更优秀的人，这说明你有本事，或是被更优秀的人领导，你也会心服口服，这样的心态就比较端正，否则，就会出现刚才说的那些问题，这样清楚了吗？

来访者：嗯，清楚了。

三、 改善来访者的人际关系

有时，来访者由于与周围人的人际关系出现问题，导致来访者的心理、生活、工作受到影响，因此来访者希望通过心理咨询学会改善人际关系的技能和方法。

【示范】

来访者为近30岁的女性，未婚，大学学历，律师。认为自己在人际交往和两性情感上存在很多问题，多疑、不自信、总说错话、办错事，希望通过咨询解决这些问题。

来访者：现在我有几方面的困扰。首先，我在感情方面多疑、不自信，无论和谁在一起都会寻找对方不爱我的理由，比如我知道男朋友送给前女友一个巧克力，不管他和我在一起多长时间，送我什么东西，我都觉得没有巧克力好，会因为他没有送我巧克力而跟他吵架，这种类似的事情很多。我以前还有个男朋友，他之前没有交往过女朋友，但是家里很穷，我就会觉得他是因为钱跟我在一起的，在外面还会去找其他人。相亲的时候，有的男生对我动手动脚，我心里已经很反感，但是不知道该怎么处理。这些就是我在感情方面的困扰。

张医生：这就是最困扰你的问题吗？

来访者：最困扰我的还是在人际交往方面，平时不知道该如何跟周围人沟通。我看了很多书，基本都是讲职场中的人际交往的，而我在平时的普通人际交往中都不知道该怎么办。比如，我的同学会在下课的路上用车捎我一小段，我为了表示感谢就想找些话题，却不知道该说什么，有时候车轱辘话来回说，人家都不知道该怎么接话茬了。而且，经常会说错话、办错事，这是我最大的困扰。

张医生：我看到你的背景是大学本科毕业，还是从事律师工作的，一般来说，这类人都是很会跟人沟通的，你怎么还会有这些问题呢？

来访者：我当时学法律是因为我父亲是学这个的，而且我当时理科很差，就选这个专业了。但是，我发现自己不会跟人沟通，遇到事情不会处理，更不会吵架。我觉得人家吵架都是据理力争，我吵架会一下子变得特别火爆，逮着什么说什么，往往抓不到重点。我父母对我从小的教育可能是有问题的，他们不许我过多地接触这个社会，包括我读大学的时候也不许我看电视、接收更多的信息。假如我和一个异性朋友出去，我妈就会说："你又不会跟他恋爱、结婚，你跟他出去有什么意义吗？"我爸的意思就是走入社会之前必须努力学习，不好好学习，谁都看不起，他经常跟我说不要碰这个、不要碰那个。小时候，我去找班里学习前几名的学生玩，他就会说："我觉得人家学习那么好，你学习那么差，你都没资格跟人家玩。"从小到大，父母给予我的物质条件还是比较好的,但是这种精神压力特别大,弄得我敏感、自卑。我上高中以后,谁都不愿意和我在一起,甚至都不愿意和我说话。这样一来就形成了恶性循环,越这样,我越不知道该和别人说什么,慢慢成了一种障碍,就连跟最普通的同学建立最普通的友谊我都不会。

张医生:你是不知道该跟别人说什么,所以自己比较焦虑,还是你说出去的话,别人觉得挺讨厌的?

来访者:嗯……往往就是因为不知道怎么去说,所以经常说错话。比如,我搭一个同学的车,想找话说,"我看你上课做笔记,我都内疚了,我都不做",就这一句话反复了说了三遍。我在交往中就是有这种障碍,不知道该说什么,就逼着自己找话说,说多了反而让人家不舒服。以前,有一些人就说我毁就毁在这张嘴上了,就是不会说话、不会办事。我还记得,上高中的时候使劲拉着同学听我讲故事,弄得别人心里反感,久而久之就不愿意和我在一起,现在看起来那时候特别不懂事。现在我可能不会做那时候的事,但还是会做一些幼稚的事,而且自己不能觉察。

张医生:你觉得那时候你让别人讨厌、不易亲近跟现在你让人讨厌、不易亲近是一样的吗?

来访者:我觉得不一样,每个时期的特点不一样,但是我的心态都是一样的,就是焦虑怎么与人为善、怎么沟通,心是好的,但是经常办错事。

张医生:你刚才讲到搭车的例子,你那样跟别人讲话是想达到什么目的呢?

来访者:就是没话找话,而且是她要我搭车的,不是我要求的。还有一个问题就是,每当遇到类似的情况,我都不知道该怎么处理。其实我内心是不愿意搭车的,但是她总拽上我,让我很不舒服。反过来想,对方也是好意,再加上我们都是法律系的,我也希望能跟他们走近。我觉得,有些女孩就很有人格魅力,走在哪里都能使自己成为中心,我可能希望自己成为这样的,但是每次都适得其反。

张医生:还是用你举的例子来看,刚才那个做笔记的事,你为什么说了三遍呢,你是怀疑别人记忆有问题吗?

来访者:我是没话说。

张医生:那你说别人做笔记,你都内疚了,这么说是想达到什么目的呢?你想表达什么?

来访者:这么一句话就是闲聊天。

张医生:你的目的显然不是表扬她,对吗?

来访者：对。

张医生：听起来你特别像要责备她："你看你把我搞得都内疚了。"

来访者：我觉得我就是开个玩笑。

张医生：人家让你搭车，你拿不准主意，也不好拒绝，上了车没话找话说了很多遍，最后也没达到开玩笑的效果，我们一会儿再来帮助你分析这个问题。

来访者：嗯。

张医生：在今天你和我谈话的过程中，我感觉到你的思维很敏捷、条理特别清晰、语言表达能力也非常强，像是经过法律专业训练的人，能够把一件事的来龙去脉说得非常清楚。你的毛病在哪儿呢？我现在帮你分析一下，看看是不是对你有所帮助。第一，你在不到30岁的时候可以交往几个男朋友，这说明你不存在前期吸引力的问题，是在深度交往的时候容易出现问题，对吧？

来访者：嗯，嗯。

张医生：第二，你讲到经常说错话，这里面有两个模式。其一，你经常把别人想得负性，别人送前女友巧克力，你就觉得他对你没有对前女友好，别人没交代过去，你就怀疑他是不是对你不忠，不管怎样，你会把别人想得坏的情况多于好的情况。

来访者：对。

张医生：其二，你刚才举的搭车的例子，你一方面想拒绝别人，另一方面又想和别人走近，上了车又无意中说了让人讨厌的话，还重复好几遍，你说的笔记的事显然不是夸奖别人，听上去像是责备对方。

来访者：嗯。

张医生：第一，人得心胸开阔，哪怕是在男朋友的手机上看到别的女孩的电话，也是半调侃地讲："亲爱的，最近这是怎么回事，好像都是女孩子的电话呢，你交代交代。"不是审问，更不能恶语相向。第二，你的同学和你同在一个系统，你原本想接近人家，那就可以讲："怪不得你学习那么好，做事这么有条理，我觉得跟你做笔记有关，你看我就比较懒，或者有时候稍不留神就没记下来。你能够边听边记，这是在哪儿学的本事啊？"这样表面看起来是在问问题，实际上是在夸别人，对吗？

来访者：嗯，是的。

张医生：所谓"官不打送礼人"，你这样说话别人就愿意听。第三，跟你的成长环境有关，父母给你灌输了很多负性的东西，比如跟人交往没什么用，不能乱交朋友，这帮人都没什么好心等。你刚才给我举的例子里几乎没有一件事是正性的，正性的说法是什么呢？"你看你长这么漂亮，有很多人喜欢你，我们不限制你跟别人交往，但是你需要告诉我们行踪，免得我们担心你。"家长如果这样教育孩子既说出了交往的界限，同时又把原因跟小孩解释了，不容易让孩子在心里产生负性的影响。反之，如果一味打击、讽刺——他们这样说也不是不爱你，就是习惯这样的说话方式——久而久之就会使小孩子分不清原因，对成人倒不会产生太大的影响。你刚才给我举的例子，要么就是不讨人喜欢、要么就是怀疑男朋友不忠，要么就是抱怨父母不好，没有一个是正向的，全部都是负性的认知。人一旦有了负性的认知，就会有情绪，比如焦虑，焦虑了以后就容易产生一些行为，比如恶语相向、说话比较冲等，宽容减少了，别人就容易离你而去。怎么改呢？就是先改变认知，继而改变情绪，最后才会导致行为的改变。当你在认知上知道该怎么和人相处，怎么赞美人，那你总能找出事情来赞美对方，对吗？外形漂亮的可以夸人家漂亮，不漂亮的可以夸人家气质好，再不行就夸对方衣服好看。

来访者：我其实也会赞美我的朋友，但有时候赞美多了别人会嫌烦，我有时候就是太想跟别人拉近关系了，说的话很啰嗦。比如，有一次我夸一个同学牙白，我就说："哎呀，你用的什么牙膏呀，牙真白。"这话我是见她一次说一次，最后也把她弄烦了。

张医生：你有没有发现问题在哪儿？赞美、"拍马屁"是个艺术，拍不好就很肉麻。

来访者：可我不会。我还想起一件事，我在搭同学车的时候，就想把自己一个不太懂的案子拿出来问问她，结果问完问题我自己就明白了，弄得人家都觉得没什么好解答我的。这种事情在我身上经常发生，一个问题我搞不明白，想跟同学拉近距离就去问他们，结果刚一问完自己就明白了。我自己总是讨个没趣。

张医生：对啊，你刚才说的都是一类问题，夸别人一句重复很多遍，问个问题自己知道答案。这个事不是一个学术问题，是一门艺术，你知道"拍马屁"的最高境界就是对方根本不知道你在"拍"她，一旦让别人感到肉麻、反感，这就比较麻烦了。当然，这需要一个长期的练习过程，首先要从认知上知道怎么和人相处，第二知道怎么控制自己的情绪，第三，要提高自己与人交往的艺术水准。比如，你想跟人家请教专业问题的时候，一定不能让人感觉到你是在明知故问，不能让人感觉你是在考她，夸奖和考试是有区别的。让人感觉舒服的交往有两个原则，其一，夸对方的时候要实事求是，像我刚才说你年轻、吸引人一样，这都是有事实根据的，对吗？

来访者：嗯。

张医生：其二，就是刚才说的，还要有一定的艺术性。另外，我还有一个关于人际关系的理念，看看能否对你有所启发。就是当你在某个专业、某个领域做得特别好的时候，很多人因为有求于你，就愿意跟你讨论问题，在讨论中你如果是真心实意去帮助别人，他们就愿意和你成为朋友，因为朋友间是互相帮助的。因为你掌握了某种技能，比如你法庭辩论特别好，或者对某种法律掌握得特别好，大伙儿就愿意向你请教，再加上你谦虚、乐于助人，这些因素综合在一起，不可能有坏的人际关系。哪怕你并不刻意经营，只要你拥有核心竞争力，在这个过程中再学得艺术一点，就很容易打开目前人际交往中的困境。你不能总是在家里琢磨"为什么我人际关系不好"，然后见着人就夸人家牙白，这样的做法太过生硬了，而不是踏雪无痕的感觉。

来访者：怎么才能做好呢？

张医生：就像我们刚才讨论的，先提高自己的核心竞争力，让自己被别人需要，再加上说话不要太冲、太生硬，人际关系自然就好了。年轻人不用刻意要求自己成为人际关系专家，即使一伙人在一起关系很好，但是谁都没有成功，那也是低水准的人际关系。当你有了核心竞争力，对待别人热情、诚恳一点，即使不太会说话，大家也会把注意力集中到你带来的益处上，忽略你会不会说话的问题了。所以，我认为，一个年轻人要主动地培养核心竞争力，不要有太多的负性信仰，而是越来越积极、正向，这样人际关系也会随之变好。

四、培养来访者的心智化能力（Mentalization）

在咨询过程中，训练来访者的心智化能力，帮助来访者理性、智慧地看待自己的困扰，也是精神动力学的治疗目标之一。

【示范】

来访者是位大学毕业时间不久的女孩儿，因难以调节父母吵架分居的问题而陷入困境。为了挽救父母的婚姻，来访者不知是否要放弃目前的一切回老家发展，并尽快找人结婚。

来访者：我爸妈前段时间分居了，我一直想通过什么途径能让他们和好，但他俩之间的问题特别严重，而且还涉及原则性的问题，以我的能力没有办法解决。我内心里特别希望家庭和睦，但又力所不能及，所以感觉陷入一种困境。他俩不能理解我，我也没办法站在任何一方的立场上说对方的不好，否则就会被他们埋怨，弄得我情绪特别不好。这种负性情绪已经影响到工作了，当时的状态特别不好，所以就找心理医生去咨询了一下，现在情绪好些了。我妈妈表达过，如果他俩离婚了，对我的影响就是以后很多家庭不会选择我，所以为了我，他们不大可能会离婚。我爸也说特别想让我找个好人家赶紧结婚。我觉得找个好对象，是挽救他俩的一种方式。再加上外公的年龄比较大了，我担心外公一旦离开，妈妈会承受不住，所以我也考虑要不要回家发展，回家找个对象后想办法把他俩再撮合在一起。但我又有些舍不得这里，毕竟一毕业就留在这里，很多东西都非常不舍，这件事也是我不知道该怎么抉择的。

张医生：你的想法也许是对的，但我的意思是年轻人不能这样指导自己的人生。回家是为了挽救父母的婚姻，最后如果父母的婚姻没能挽救，自己又去了不该去的地方，未来一辈子不都后悔吗？大家都得首先过好自己的家庭，不能琢磨着一个人为另一个人牺牲，自己幸福是第一的，他们幸福更好，他们不幸福你自己也要幸福才对，你幸福了才能更多地帮助他们。如今的社会离婚率越来越高，大家对这件事都已经司空见惯了，不会有谁因为你的父母离婚了就不娶你，这种情况越来越少。更重要的是如果你不快乐才更麻烦，别人来到你家发现每天打来打去的，一家三口训练得像三个战士，才会真的影响你交男朋友。所以你能帮他们不离婚是一回事儿，要不要回家工作是另一回事儿，真的要回去也是你自己认为应该回去发展，而不是为了挽救他们的婚姻回去，这样就是把自己当成救世主或咨询师了。我这样讲你能接受吗？

来访者：可以接受。我所在的城市房价物价都非常高，现在又没有男朋友，不可能一个人永远这样晃下去，所以我特别需要有个人能理解我，带着我，但因为工作忙或其他原因，一直没有遇到合适的，这种飘忽不定的状态让我觉得心里特别空，特别害怕再晃悠两年变成大龄剩女，现在婚姻对我来说是一种压力了。我想如果回去找是不是能容易一些，不会有这么大的压力。

张医生：如果因为你个人原因，比如房价高，男朋友不好找等原因回去没问题，我的意思是不能为了挽救父母的婚姻选择回去。另外，有时候如果是因为找不到可以谈恋爱的资源，不要忘了现在还有专业的婚恋机构可以帮你扩大交友资源，你得先解决自己的问题。在此之前，还得先筑一道防火墙把家庭给你带来的负性影响挡住,不让他们影响你。如果他们能自己灭火是好事,灭不了也要保证别烧到你。不要把自己的事情和家里的事情都搅和到一起,那样你就容易乱,事情要一件一件的解决。人在危机感强或情绪不佳的时候,想法就容易极端,作出的决定也会仓促、不理性,放松、愉快的情况下就容易把事情做得好,人也会比较理性。

第五节　精神动力学的其他贡献

一、阻抗

精神动力学认为人的内在长期存在着一种稳态和平衡,咨询师在咨询中为了教授来访者新的观点和方法,有时需要打破来访者的这种稳态和平衡,来访者自然会感觉到恐慌、威胁,从而本能地对咨询师产生一种抗拒、敌对的心理、语言、行为等,这就是精神动力学所理解的"阻抗"。

二、移情与反移情

精神动力学认为移情是来访者对咨询师的情绪、情感,移情既可以是正性的、积极的,也可以是负性的、消极的;反之,精神动力学把咨询师对来访者的情绪、情感称为反移情,同样,反移情既有正性的,也有负性的。

正性的移情和反移情原则上来说对咨询有着积极作用,但是不能过度,否则也有可能出现反作用。而负性的移情和反移情都是一种非职业性的状态,都有可能影响咨询师的理性判断,都有可能干扰咨询的过程和效果。

移情与反移情在咨询中可能反复出现、交替进行,因此,咨询师首先要理解移情和反移情及其出现的原因,并且,在咨询中可以有意识地观察移情和反移情,将移情和反移情作为一种观察工具。

三、治疗关系

精神动力学认为来访者与咨询师的治疗关系与来访者过去的经历和人际关系有着千丝万缕的联系。咨询师在咨询中可以用治疗关系来衡量来访者在现实生活中的人际关系,目的在于帮助来访者走出咨询室之后,修复受损的、现实的人际关系,同时提升来访者的心智化能力和水平。

四、终止治疗

　　心理咨询是一个过程,不可能无限制地进行下去。精神动力学认为咨询师在咨询开始阶段就需要与来访者形成治疗同盟,讨论大致的咨询过程和结束治疗的时间。在咨询师决定终止治疗之前,需要提前评估心理咨询的目标是否实现,治疗是否达到了预期的效果,并且,与来访者讨论治疗终止的情况,防止来访者由于治疗终止导致的症状复发。

第四章　短程家庭治疗

20世纪50年代,在早期精神分析和精神动力学的影响下,精神科医生鲍文认为人的心理困扰与其家庭影响有着密切的关系,通过对家庭成员的共同咨询包括对家庭三角形的人际关系的分析可以解决个体的困扰,此疗法被称为系统家庭治疗。

第一节　短程家庭治疗的焦点

一、家庭问题产生的原因

1. 过度负性

存在问题的家庭中,通常家庭成员负性的情绪、语言、行为远远多于正性的情绪、语言和行为。

2. 缺乏技能

由于人往往在比较年轻的人生阶段选择婚姻,多数人通常仅有一次或少数几次的婚姻经历,因而许多夫妻双方虽然从法律上实现了婚姻的形式,但十分缺乏组建、维系、经营家庭的技能。

3. 夫妻矛盾

夫妻之间的关系是家庭关系的核心,夫妻之间的矛盾会直接影响整个大家庭的关系,夫妻矛盾的根源概括而言不外乎两种情况:一是由于彼此之间现实的需求没有得到满足,二是由于彼此之间未来的欲望没有得到满足。

二、治疗焦点

短程家庭治疗师治疗的焦点在于:迅速找到家庭矛盾的核心问题,或是近期产生冲突的主要原因,针对核心问题或主要冲突给予具体的解决方案。

【示范】

> 来访者为年近30岁的女孩儿和她的男友，两人均为硕士学历，相恋8年，已经在筹备结婚事宜。近期男友提出不能与女孩儿走入婚姻，这让女孩儿非常痛苦，两人共同来寻求咨询的帮助。

来访者：我上个月被派到X市工作，我的未婚夫本也打算到X市去工作，但是在这期间，也就是一个月之内发生了很多事情，他觉得我们两个不适合走入婚姻。实际上，我们已经拍了婚纱照，也为办酒席做了很多准备，我现在最大的困扰就是希望能和他走下去，但是他不想继续。

张医生：一般而言，人们都是认为双方准备好要结婚才去准备酒席的事情，现在这些事情准备好了，对方却认为不能走入婚姻了。在你看来，是什么原因？

来访者：我们俩已经相处了八年，他现在看到的我全部是缺点。其实，最重要的问题是，首先，我们来自不同的家庭，我的家境要好一些。在我去X市之前，我们在Z市买了一套比较大的房子，给了他很大压力；在这之前，他的父母已经在Z市的周边城市买了一套房子，方便我们照顾他们，这套房子的贷款也是我们来还；另外，我们家还有一套在老家的房子可能会动迁，我计划着等那个房子下来后，就在Z市给我父母也买一套房子，我男朋友听到后感觉很崩溃，认为我们没有能力再去供第三套房子。而且，他认为我们两个对于物质的追求差距很大。这之后，我父母也认为我的想法不切实际，他们也不想来Z市生活。我也意识到这是我犯的一个错误。其次，也是很重要的问题，就是他一直像哥哥那样照顾我，给我很多指导，而我对他的关心不够。一方面，这可能是跟我从小的生活环境有关，再加上是独生女，父母从小把我当公主一样宠着，造成我确实对别人的关心不很足够；另一方面是我太把他当成自己的家人了，反而对他没有对朋友关心得多。但是，我一直也在试着改善，包括我以前从来不做饭，现在也会给他做。只是他认为，我做饭只停留在把饭做熟的程度，做得一点都不好吃，他认为我并不用心。大概就这两点。

张医生：好的，我再来总结一下，你看看是否正确。第一，你对物质生活比较注重，不知道量入为出，虽然你的心眼很好，想孝敬父母，也愿意为他父母的房子还贷款，但是没有考虑到两个人的实力。男朋友对此特别不满，你也认为自己有做得不合适的地方。第二，因为家庭环境还有本身是独生女的原因,你不太会关心人,不知道什么时候该关心,该怎么关心,也不想做得更多,因为从来都是别人照顾你,对这方面想得也不多。照顾朋友相对容易,因为要对他们客气,但是跟男朋友在一起,你把他当成准丈夫,也就没有那么认真。这样就引起了男朋友的不满,就想着你是不是故意的,饭也做不好。实际上,你的表现是跟你小时候的成长环境有关。大致是这两方面让男朋友对你不满,但是你本身是想和他走向婚姻的。我这样的总结,对吗?

来访者:对,对。

张医生:好,那现在轮到你来当听众。我来问问你的男朋友,刚才我总结的你女朋友讲的这些事,你认为在事实部分有没有不一样的地方,或者你的不满还有其他的原因?

来访者男友:基本上都是事实,但她就是改不了,所以她知道了也没有用。我们在一起已经8年了,这中间已经发生了无数次像现在这种危机,她也保证了无数次,但没有一次能做到。她每次都哭着喊着说要改,但最后还是那样。一个人都××长到快30岁了,她怎么改呀?(××处为脏话,下文不再重复标注。)

张医生:你说的改是指哪方面?

来访者男友:所有方面,不关心人,跟别人比物质,两个人过正常的小日子,没有一个能改。

张医生:在你看来,她为什么不能改呢?

来访者男友:因为她是个婴儿。什么是婴儿?就是不顾一切人的感受,她想要什么就要什么。但是如果给她喂奶的妈妈要走了,她肯定把一切东西都扔掉,说"妈妈,你别走,我什么都不要,我只要你",但只要她妈妈留下,她肯定什么都要。旁边小朋友有两个玩具,她就要三个,旁边小朋友用积木搭个120平米的房子,她就要搭130平米的。她不会管她妈累不累,有没有经济能力。这种人就是最××可恶的,你要不就说你爱钱,找个有钱人,要么你就跟穷鬼好好过。你××又说你爱穷鬼,离不开穷鬼。结果看着周围朋友又换房了,要有第二套房了,你都要比,又是婚纱、又是钻戒的,把穷鬼和他爸妈都搭进去,逼得穷鬼工作到半夜2点,她还说"别人还有工作到半夜4点的,你叫唤什么,第三套房还没买呢,你叫唤什么"。

来访者:不是,钻戒我压根就不要。

来访者男友:为什么不要了?因为你朋友买了个80分的,你想买个比她的更大的,你要是买30分的,咱现在就能买,为什么不买,你承不承认?

来访者:不是,我本来也说买钻戒没有用。

来访者男友：你别不承认了，你瞧瞧你买那婚纱，就要那么一个牌子，什么都是给别人看的，不知道自己要什么。我总结你的生活就是"为别人活、跟别人比、把我折磨死"，这三句话就能概括咱们8年来的生活。

张医生：听起来你刚才说的事好像都是与物质有关系。我想问一下你们两个在物质上的程度，如果你们家庭的月收入是100，你的收入能占多少？

来访者男友：我占60％，她占40％。

张医生：她现在的钱是每个月全都能花光，还是能花一半留一半，是哪一种情况？

来访者男友：她能把未来3个月的都花光。

来访者：没有，不是这样的，我觉得我们每个月能够剩一半，要不我们怎么攒钱买房子。这里面又涉及我妈妈，她每年旅游会花费一些钱。张医生，最近发生了一些事，我姥姥在去X市玩的时候中风了，当时涉及包机的问题，我就说"这个钱我和男朋友拿"，当时我只是为了表达我的心意，家里人也不会让我们两个拿。他就特别受不了我没有钱还要去承诺给姥姥包机这个事情。

张医生：我听懂了，现在我知道你们两个主要的矛盾在哪了。我还得再问问你男朋友，最近是发生什么事了，比如讨论结婚的事让你压力很大，还是你平常讲话就是这样吗？

来访者男友：她骗人骗了100遍，还能很无辜地站在这，我当然生气了。

张医生：你平常不是像今天这么发怒，是吗？

来访者：他平常不是这样的。

来访者男友：我们已经有5年的生活是这样的，根本不可能走进婚姻。

张医生：每次吵架的时候都是跟刚才说的这些事有关吗？

来访者男友：是的。

张医生：平常不涉及到婚姻这些事，你男朋友是这样发火的吗？

来访者：不是这样的。因为我们刚刚要开始一起生活，就涉及房子的问题……

来访者男友：上一个小房子咱们俩都住了3年了，还"刚刚开始生活"，你撒谎都不打草稿。

来访者：我的意思我们不是还没有步入婚姻嘛。

来访者男友：我们家都被你掏空了，还没有步入婚姻！你××花我们家钱的时候，你怎么不说没进入婚姻，你说"我都把你都当成另一半了，结婚和不结婚一个样"。

张医生：我还有一个问题，除了你刚才说的跟花钱有关的事，你对她还有其他不满意的吗？

来访者男友：不满意的就是她是个婴儿，我跟你说，她所做的事情没有一件是有心机、故意要害人的，但她就是个婴儿，你28个月是婴儿可以，不能28岁还是婴儿，我扛不住了。

张医生：你父母是做什么的？

来访者男友：我爸妈是干体力活的。

张医生：每月有固定的收入吗？

来访者男友：算是有吧。

张医生：我再问问女孩，你的父母是做什么的？

来访者：我爸爸是在报社，做管理，妈妈原来是企业的职工。

来访者男友：你就说她现在退休了，专门负责花钱。

张医生：你刚才说姥姥在×市，姥姥是干什么的？

来访者：姥姥也是退休了，现在患有重病，之前说过想去X市玩，我就帮她满足这个愿望，结果就因为包机这个事情把所有的矛盾都引出来了。

张医生：好的，我来分析一下你们两个的问题，看看怎么处理会更好一点。我知道你们在一起8年，在一起这么吵，说明还是在意彼此的。

来访者：是。

来访者男友：现在都是因为我妈，每次吵架，我妈都连哭带嚎的。现在就是个沉没成本①的问题，我们家付出太多了，我对她一点感觉都没有，我爸妈也不喜欢她，但是舍不得我们的付出。我爸妈都已经五六十岁了，干体力活，在工地上和着稀泥吃馒头，手上都是刀口，电钻的、刀割的。

张医生：你说他们付出特别多，是指什么？

来访者男友：那就是钱呗，他们一年拼死拼活也就赚＊＊万，还不够她妈去 X 市一次花的。房子、车虽然大头是他们家拿的，全写的都是他们家的名字。我们是没钱，但我们把全部的钱都搭进去了，也包括我。

张医生：你们之间还是会彼此在意对方，不然不会在一起过这么长时间。你男朋友刚才非常发怒，但还能控制住自己，骂你最严重的时候，说你

---

① 沉没成本：指由于过去的决策已经发生了的，且不能由现在或将来的任何决策改变的成本。人们在决定是否去做一件事情的时候，不仅是看这件事对自己有没有好处，而且也看过去是不是已经在这件事情上有过投入。我们把这些已经发生且不可收回的支出，如时间、金钱、精力等称为"沉没成本"（Sunk Cost）。

像婴儿，意思是你不够成熟，并没有人身攻击这样的事，能看出来你们都是知识分子。之所以会发怒，甚至会说脏话，那真是气得不行了才会这样。他是来自于这样一个家庭，父母挣钱是劳动人民赚钱的方式，真的是脸朝火土背朝天，攒下钱非常不容易。这样的家庭就会精打细算、量入为出。即使这样，也愿意跟你掺和到一起去买房子，你明白这是超出了他的能力范围的，当你无限索取到了一定的时候，就会超出他能容忍的最高限度。现在不仅超出了他的能力，还超出了他父母过去积累下的基础，为了能留住你这个儿媳妇，依然这么去做。他们为什么这么做呢？因为愿意，这是自己的儿子。父母可以为了儿子付出这么多，就是想要他有个好的家庭。

来访者：嗯。

张医生：但是，当这个事超出一个人能力的上限时，就会麻烦了。如果一个家庭一年赚10万，那买个100万的房子就相当于他们不吃不喝10年的收入，买个200万的房子就相当于20年的收入，这不可能是一个正常人能够承受的。200万对于霍英东家里来说就是个零花钱，对于工薪阶层是20年的收入，对于农民家庭来说简直就是200年的收入。数字虽然是一样的，感受却是完全不同的。你虽然可能也知道他家没有这么多钱，但你没办法感同身受，你听他刚才讲的他们是怎么赚的吗？所以，到了一定的时候，他心疼你，但更心疼自己的父母，因为这是生他、养他的人。哪怕他父母就是愿意把这些钱给他，他也没法花，因为这是血汗钱、血泪钱。他刚才讲的不管是电钻还是刀割，当父母是这样把钱换回来的时候，他怎么会在意你戴多大的钻戒呢，他想的都是这钻戒是怎么换来的。

来访者：嗯。

张医生：而且，我认为他看的这部分问题是对的，第一是跟经济有关，第二，你的不成熟，说你是婴幼儿。他为什么认为你改不了？如果刚开始你不懂，当他把父母怎么赚钱这事告诉你，你把1克拉的钻戒变成50分，200万的房子变成100万，他就知道你得到这个信息了，也会体谅你的不容易。相反，在这种情况下，你讨论的是第三套房子、1克拉的钻戒，他就认为你改变不了，我也认为你改变很难，"江山易改本性难移"，一会儿再讨论怎么改的事。你想，你的做法要是在霍英东家，说不定他们会觉得你太节俭了。但是，因为从小到大的成长环境，你没法体会普通老百姓该怎么过日子。对于你而言，这都是长期养成的习惯、观念，改变起来会非常难，不是不能改，也不是明天把大房子卖掉就能解决的问题，而是这个事情会持续地存在，不能是为了结婚把自己改了，但是第二天你还是你啊。所以，你要改的事情都是内在的问题,都跟价值观有关,那你要问自己真的准备好了吗?我说的不是表态。我想告诉你这个事情改起来非常难,我给你举个例子,如果是我的妈妈在 X 市出现问题了,那我的收入也不低,我都不会给她包机,你能明白这意思吗?

来访者:我就是那么一说,不是真的。

张医生:这不是真假的问题,而是你能想到这个事情。你要知道,全国人民能够用包机的办法,不管是干什么,从哪儿飞到哪儿,敢说这句话的姑娘也不会超过 1%。现在重点不是你有没有说这句话,而是在普通工薪阶层的生活里,就没有这个词语。对方也一定不是只有在跟你吵架的时候才说自己家里的情况,是平常就在跟你讲,或是当对方的家长面露难色的时候,你都没有接收到这些信息。你听懂他的中文了,但是心里没有感同身受。你不是故意的,说包机这句话也没有什么对错,孝敬老人也是对的,我是在说你跟这种工薪阶层的家庭打交道,这样讲会有问题。人在单身的时候,砸锅卖铁救姥姥,那你可能会上报纸,大家也都认为你是孝顺的;结婚之后,两家人变成一家人,你想救姥姥,那对方的爸妈怎么办呢?不会是你想怎么样就怎么样。我认为你有这样的想法说明你是个孝顺的姑娘,还是个敢想、敢说、敢干的姑娘,问题是你的另一半是另一个世界的人,你怎么做才能跟对方匹配呢?对他来讲,就得学会一定程度的"奢侈",你就要学会"朴素",你们才有可能在中间汇合。如果各自都按照自己的方法过,肯定走不到一起去,勉强走到一起,也可能在不远的将来散伙。他刚才讲了父母把积蓄都搭进来跟你买房子了,他自己的薪水也是你的 2 倍了,看来他那边已经走到中线,甚至都过了中线了,你这边要怎么做才能跟他汇合?当然你首先要问自己要不要这么去做,这么做值不值只有自己心里知道,就像鞋合不合适只有脚知道。

来访者:嗯。

张医生:类似你这样的情况的人,当女孩知道男孩家里是这样赚钱的,有些女孩就会讲:"钻戒的事你看着办吧,样式我来看看,其他的大小什么的都由你来决定。"这样说才是过日子嘛。因为钻石不是爱情的见证,也不是一个长久婚姻的保障。当然他也有要去改的地方,比如刚才骂人,但是这些东西容易改。刚才我们说的这些价值观的东西就难改,而且也不是短时间内可以改的,你要问自己是不是做好准备去付出这些代价。要不要由原来一个中上等的家庭"下嫁",原本父母是怎么养育自己的是一回事,将来就要根据两个人的能力过自己的生活;还是你思考了之后,认为自己不想改、不能改,再讨论下面该怎么办。所以,你俩最主要的问题还是因为成长环境不同,使得你们的价值观有明显的差异。你是从小"养尊处优"长大的,但是你遇到的男孩不是这样的情况。我这样帮助你分析,你听懂了吗?

来访者:懂了,我接下来会去改,但他已经不相信我和我母亲了。

张医生:很重要的是我们都要做"行动的巨人,语言的矮子",而不是倒过来。这里不是要承诺,而是去做,但是做起来真的有难度,对于你妈妈来讲就更难了,这么多年养成的。所以,首先你要想好要不要改,第二怎么改,第三还得有个时间表,不是20年之后改好,那什么都晚了。我知道你的态度很好,也想走入这个婚姻,但是你要先把问题的症结搞清楚,再想要不要改,而且改起来会很难。

来访者:嗯,我明白了,谢谢你!

第二节　短程家庭治疗师的功能

一、观察作用

在家庭治疗过程中,即使是在夫妻双方都保持沉默的情况下,家庭治疗师也能够从第三方的角度客观地观察夫妻双方的关系与问题。

二、评估作用

评估夫妻问题或家庭问题产生的根源,是源自夫妻双方、配偶中的一方,还是源自原生大家庭。

【示范】

来访者为一对中年夫妻,都是中专学历,妻子是护士,丈夫自营生意。两人结婚近20年,育有2个孩子。多年来总是争吵,丈夫偶尔还会动手打妻子,两人因此来访。

来访者(妻子):我首先非常感谢您能给我咨询、指导。这么多年来,我的婚姻并不和谐。第一,家里的大、小事情都要以他为主,他认为他说的话、做的事都很正确,是圣旨不可违反。比如我切菜切多少他要管,我蒸饭的水放多少他也要管。这些虽然都是小事,但是这么多年下来,我觉得我也忍受不了了。第二,他喜欢断然否定我的成绩,别人的价值观、办事的思路和成绩,他都予以否定。他认为自己很聪明,聪明得无与伦比,在他眼里,好像没有佩服的人。在这种情况下,我们肯定是不和谐的,可以说是无法沟通。第三,他总是喜欢炫耀他过去有多好,比如高二的时候成绩有多好,小学的时候有多好,说其他同学不如自己,其实,他过去的同学、同事现在都过得挺好的;他觉得自己通晓国家政治、科研成果,有些科学家都有问题;他喜欢标榜自己看过多少书,文章评论有多好,微博写得有多精彩;他开了个公司,总说自己做生意有多好,公司开了 10 多年了,刚开始还有一些员工,几个月后他就都给支走了,现在名义上有个公司,实际上就是自己一个人撑着,也没有多少生意。第四,他对于我过去犯过错的小事不停地说,还骂我,如果我予以反击,他就动手打我。比如,家里要去卖垃圾、废报纸的时候,我和孩子要去卖,他不放心,要先过目,担心我们把有用的东西给卖了;每当家里发生一些不愉快的事情,本来是他的过错造成的,他一定会想办法把责任推卸到我或孩子的头上,然后再用尖酸的言辞辱骂我;他会随时找机会抓住别人的错误不放,挖苦、讽刺,而当别人忍无可忍,开始还击的时候,他就怒不可遏,开始对别人狂暴地呵斥,甚至打人。以后他还会提起这件事情,不会认为因为这件事闹得不愉快,以后就不再提了。第五,当我萌生了想要做什么事情的念头时,他就会打压我,如果失败了,他就会讽刺、挖苦,如果事情做成了,他又假装看不见,或是看不起。这些年来,我一直是相夫教子,很多事情都是让他来做主。当我觉得家里的经济情况适合买一套房子的时候,而且家庭成员也多了,不适合再住在原来的房子里,他坚决不同意。从房价 800 元每平米的时候,他就说高,等房价跌了再买。现在房价都翻了 10 倍了,他还是说跌了再买。在这种情况下,去年我买了一套房子,这个过程特别的艰辛。他不出钱,我借钱把房子买了。他总是打击我,极少帮助我。他总是抱怨、天天抱怨,有好多烦恼,恶毒地责骂我,也找理由骂孩子,骂孩子少一些。这么多年来,他不懂得尊重我,不尊重我几次我能忍,但是不尊重我几千次、几万次的时候,我怎么能尊重他呢!孩子今年高考失利,他没有安慰过孩子,总是去挖苦、讥讽孩子。另外,他开车的时候不停地骂人,骂马路上的人不会开车,实际上他开车的技术很不好的,经常刮着车头。

张医生:我听懂你说的这些困扰了,我想问两件事。第一,他跟你的关系明显没有处好,不尊重你、恶语相向,他跟同事、自己家人也是这样吗?

来访者(妻子):他跟家人不是这样的,他家人认为他很完美。

张医生：他对家人也是恶语相向吗？

来访者（妻子）：不是。

张医生：跟同事呢？

来访者（妻子）：用他同事的话讲，他爱抬杠，总认为自己的观点是正确的。

张医生：他跟别人会吵架、打架吗？

来访者（妻子）：跟别人比较少。

张医生：好的，我听懂了，抬杠是总认为自己是对的、去辩论，吵架是另一回事，是骂人了。

来访者（妻子）：嗯。

张医生：你刚才说到这么多年他都不尊重你、看不起你，这是什么原因呢，你学历比他低吗？

来访者（妻子）：嗯，对，对。因为我没读高中，直接上的护士学校，拿的中专学历，他读过高中，也拿的是中专学历，和我是一模一样的，就因为这点。

张医生：就是因为你差了三年，他看不上你。

来访者（妻子）：对。

张医生：在外人眼里，他是属于长得比较精神的吗？还是认为你很漂亮？在外人眼里，你们很般配吗？

来访者（妻子）：有的人说般配，有的人说我比他强一点。

张医生：在家庭的总收入里，你俩赚的钱各占多少比例？

来访者（妻子）：我是工薪阶层，他多一点，他曾经有几年比较好，这几年没有什么生意，就是以炒股为主。

张医生：过去10年下来他比你挣得多吗？

来访者（妻子）：他比我是多一点。

张医生：多一点是多少？10%？20%？

来访者（妻子）：有50%吧。

张医生：他的脾气是随着收入增多而渐长吗？还是年轻的时候，你们俩挣得差不多的时候，他就看不上你？

来访者（妻子）：他是钱多了一点以后经常出差，对我就更加不尊重，之前几年还好一些。还有一点，在我们家庭里，他挣的钱不愿意让我知道，更不可能给我。

张医生：家里都是你来支持运转，对吗？

来访者(妻子):对,我能支持的都是我来,像买房子那种需要他来支持的事情,我跟他商量,他肯定是不同意。

张医生:你们现在都是中年人了,他有说过想要离婚,或者外面有其他的人了吗?你们讨论过未来婚姻的走向吗?

来访者(妻子):那几年我确实跟他讲过,他也不说要和我分开,当我直接提出要和他分开的时候,他又说"门都没有",他就是这么活活地折磨我、虐待我。

张医生:那你问过他吗?为什么这么虐待你,是因为自己工作不顺利吗?什么原因使他有这么大的火呢?

来访者(妻子):他也不说什么原因,他就认为我的一言一行都是不对的。

张医生:你现在有两个孩子,对吧?

来访者(妻子):对。

张医生:他们都多大了?

来访者(妻子):老二8岁,老大17岁。

张医生:他对这两个孩子满意吗?

来访者(妻子):嗯……他对两个孩子基本不太满意,但是他觉得女儿的学习方法是经典的,他就叫女儿在家看他买的书,说"你把这些书读完,你就是博士了",他就是这个思维,我认为不对。还有,我自己也比较上进,会为学习花钱,他就辱骂我,后来我受不了了也骂他,他就打我,总让我在家看他买的书。

张医生:他现在还有正式的工作吗?还是只炒股?

来访者(妻子):他就是炒股,名义上有个公司,但没有生意。

张医生:你是有正式工作的,对吗?

来访者(妻子):我有正式工作。

张医生:根据你刚才说的信息,如果情况属实的话,他的情况比较像是我们心理学上讲的自恋型人格特质或是障碍①。这是怎么回事呢?有这么一类人总是认为自己是最正确的。刚才我反复在问你,有什么依据证明他

---

① 自恋型人格障碍:自恋型人格障碍的核心特点是认为自己极为特殊、希望被人崇拜。临床特质表现为明显的自恋,总认为自己具备杰出的天赋和极大的成就,认为周围其他人在各个方面都不如自己,习惯利用别人,对他人缺乏同情。

自恋型人格特质:具备自恋型人格障碍的特质,但未明显影响社会和生活功能,即未达到自恋型人格障碍临床诊断标准的人群,称其具有自恋型人格特质。

比你强,结果学历上最后的文凭是一样的,只是你比他少读了三年,这不能是证据;你刚才说在别人的眼里,你要么和他一样,要么比他强,这是反证据;他工作好的时候收入比较高,不好的时候收入还不稳定,那这也不是有效的证据。

$\cdots\cdots\cdots\cdots$

张医生:你好,我想有两件事先跟你核实一下,看看有没有出入。第一,她讲到不知道是不是因为你在外面工作不顺利的原因,在家里经常乱发脾气、骂人、刺激她,有这个事吗?

来访者(丈夫):这个事有。

张医生:能达到每天都刺激对方的程度吗?

来访者(丈夫):我觉得不是刺激,我只是告诉她哪儿对、哪儿错,告诉她该怎么做。

张医生:你经常给她指导一下,是这样意思吗?

来访者(丈夫):对。

张医生:那指导了之后的效果如何?

来访者(丈夫):没效果,所以就变成你所说的刺激了。

张医生:对啊,呵呵。男人和女人不太一样,你觉得自己是一家之主,经常指导她,太太和孩子都经常不买你的账,对吗?

来访者(丈夫):孩子就是因为最近高考没考好,我对她态度不太好,她自己也没调节好,以前还可以;至于太太,我就是觉得出现不对的地方,我得搞明白为什么这样了,她就觉得很委屈或者被刺激,然后就恶语相向,之后就出现一些不该出现的场面。

张医生:会经常拌嘴,是吧?

来访者(丈夫):其实只要是讲道理我都不怕,这个女人吧,作为一个小地方出来的人,就会说出一些没道理的话。我就觉得有道理你可以讲,三天三夜都可以讲,但是你不能骂人。因为出身和性格的问题,我想她跟你说话的时候,可能也是比较激动的吧。她一激动,非理性的成分就会多一些,搞得我比较窝火。

张医生:你认为她做得不对的、需要你经常指导的都是什么事,你能给我举一两个例子吗?

来访者(丈夫):其实都不是什么大事。比如,煮方便面的时候,来电话了,她就去接电话,把面煮得又硬又焦,这个电话还没有讲完;再有就是,炒菜的时候,电话来了,她也不关火,把菜炒焦了。她总是这样分不清主次,这个事情比较讨厌。大的事情,就是上次买家具的事情。我说我在家具厂有个朋友,咱们现在买房子借款借得很多,先把欠别人的钱还了以后再买点好家具。我的意思是哪怕先买一个桌子呢,我喜欢实木家具,这样咱们就一点一点地买,今天买一个,明天再买一个。她呢,就是不管好赖先把家装满,看上去要床有床,要沙发有沙发,但在我眼里,她这就是给别人看的。我们现在这个年龄应该要买一些有价值的东西,而不是给别人看的东西。但是,她就是不管好赖,先有了再说,而且价格也买得很高。家具是个大件,她也不问问我款式对不对,价格对不对,质量有没有保证,就给拉回来了。说到买房子也是,之前没有买,但她也没少和同事出去旅游,这两年要买的时候,我的生意又不景气,炒股也不好。这个女人每次一吵架的时候就说离婚,我们现在连结婚证都撕掉了。我说她这个毛病不好,要是真要离婚,我买那么多房子干吗,最后再打官司,还要付钱给律师,这个事情我不干,我宁愿亏掉也不要拿出这个钱给律师。虽说我们现在还没离婚,但是日子过成这样,就像车子一起步就踩刹车,踩上几十次,那汽车还能走吗?肯定报废掉了。我现在经济不景气,生意难做,在我们这个地方,没有政府背景,生意基本就没办法做了。我的行业又比较特殊,没有背景根本没法做,自己也是比较迷茫。

张医生:你觉得是跟你本身的性格有关,还是因为最近生意不好,你有一股无名火,容易到家里来宣泄?你觉得跟哪种情况有关啊?

来访者(丈夫):我不是盲目宣泄的,有可能有时候对她的错误指正得有些过分。我也不是无缘无故逮着就骂、逮着就打,那不成精神病了。因为有小孩,一般情况下就只是说说而已,比如我让她关门,说了三次也没见她关。有的时候说她,其实也是为了给孩子做个榜样,希望将来孩子能做得好,但是她理解不了。

张医生:我刚才听你举的例子都是跟家里这些琐碎的事情有关系,从你们家的分工来看,你好像是个在外面做事业的男人,怎么说的事都好像跟炒菜、买家具这些家里的事情有关系,你是特别喜欢在家里工作的人吗?

来访者(丈夫):是这样的,其实我以前是不怎么回家吃饭的,后来我发现她这方面做得不好。自从有了第二个孩子后,因为我比较喜欢这个孩子,就不想让他受委屈,我就自己试着做菜、做家务,她说她工作忙,要我做家务、接孩子,当她把事情都放到我头上的时候,生意只能放掉了。我回家又要做饭、洗衣服、接孩子,又要赚钱,这可能吗?

张医生:对,我听懂你的这个角度了,一会儿我们再来讨论该怎么做。另外,她还讲到,好像她做什么事在你眼里都是正确的少、错误的多,她没有说比例,但是让人感觉好像是 90％ 都是不正确的,只有 10％ 大概是马马虎虎的。你是这样一个挑剔的男人吗?

来访者(丈夫):我感觉 30％ 是马马虎虎,70％ 是没道理的,好多事情她都说不出道理来,结果已经出现错误了,问她为啥,她也搞不清楚,这点挺讨厌的。

张医生:我刚才通过跟你和太太分别沟通,有两件事是比较明确的。第一,你们俩确实存在性格上的问题和差异。你作为一个男人,可能是社会经验比较多、接触的人比较多,你认为你做的事情比她做得正确的要多很多。你更容易想的是事情本身做得对与不对,比较偏理性的东西、讲道理的部分;而女性更多是从感性的角度出发,认为自己即使没有功劳也有苦劳。你刚才讲她 70％ 做得没有道理,而她感受到你认为她 90％ 都做得不对,虽然比例不完全一致,但都指向她做的一大半的事情是错的。在这一点上,你们表达的比较一致。第二,我现在明显感觉到你们家庭的分工存在问题,你认为她做家务做得不好,而由你做家务又耽误挣钱。买房子的时候,家里经济又不好了;还有买家具的事情人如果有钱的话,买家具的时候,就想着买不好的话,过 5 年就换了,但是人没钱的时候就想着买的家具得 20 年不换,特别想把它买对了。所以,你看很多事情都和经济、钱有关,跟你做生意不顺利有关系,现在做生意都不太容易,钱也不好赚。

三、 引导作用

帮助来访者们更好地理解彼此现实的需求和未来的欲望,讨论出双方可以接受的、能够实现的、步骤可行的计划和方案。

【示范】

来访者为一对 30 几岁的夫妻,有个 5 岁的儿子。两个人从大学时开始恋爱,毕业后结婚,两人的感情也慢慢变得平淡。丈夫工作清闲,没什么压力,还有公婆照顾家里和孩子,对家里的事情也不感兴趣,所以经常用上网聊天、玩电子游戏打发时间。但令人没有想到的是,他越玩越痴迷,竟然沦为赌徒,不到 2 年的时间,赌输了五六十万,这对一个普通的工薪家庭来说,无疑是非常大的打击。夫妻俩前来咨询。

来访者(妻子):你好,张医生!我现在对自己的婚姻感到非常失望和后悔,不知道该怎么做。

张医生：具体讲讲是什么事让你失望和后悔。

来访者（妻子）：主要是他近几年来一直是个爱玩、爱赌的人，还有就是来自公公婆婆的压力，他们认为是我没管好丈夫，才导致他整天出去玩儿，我处理不好和他们的关系。

张医生：你是说他爱玩、爱赌造成你和他之间的矛盾，对吗？

来访者（妻子）：对。

张医生：那他爱玩、爱赌到什么程度呢？

来访者（妻子）：近两年他在外面玩、赌都是瞒着我的，我都不知道。他的工作不是很忙，在单位也没什么事，每天都是正常上下班、回家，前段时间因为赌博在外面欠了很多钱，他实在没办法了才和我说实话，以前都是瞒着我的。

张医生：欠了多少钱，能说一个大概的范围吗？

来访者（妻子）：我们就是一个普通的工薪家庭，他从去年到今年大概欠了五六十万了。

张医生：这些钱是你们全家多长时间的收入？

来访者（妻子）：按他的工资来算，是十几年的收入吧。

张医生：听上去的确很严重。那他有没有说过为什么要这么赌啊？

来访者（妻子）：他玩的是电子游戏，说自己控制不了。每次去玩都是瞒着我，前段时间是因为别人逼债逼得紧，他瞒不住了，才和我说的。

⋯⋯⋯⋯⋯

来访者（丈夫）：你好，张医生！我赌博大概有四五年的时间了，以前没有这么严重，近两年开始是越来越严重。每当我进入那个场合后，大脑的思维几乎已经停止，唯一的想法就是去玩，对钱已经没什么概念，也不在乎钱的数目有多大。

张医生：也就是说你一旦进入那个环境就会失控。

来访者（丈夫）：对。

张医生：假如你是每周六去赌博，那周一到周五应该可以控制自己啊。

来访者（丈夫）：我的工作环境和条件都比较宽松，周一到周日每天都有大把的时间去'挥霍'，每天到单位签完到就没什么事情了。

张医生：你的时间很充足，可以看书、看电影、在家上网或做家务等等，为什么非要用这些自由的时间去赌博呢？

来访者（丈夫）：这段时间我也在回想从毕业到结婚以来的生活，好像对人生就没有什么目标和理想，没想过10年以内我要干什么，等我的孩子20

岁或者成年后我需要奠定什么样的基础和条件，每天就浑浑噩噩地活着。那种看书、上网的生活感觉离我很遥远，所以一有空余时间我就想去那个地方。

张医生：你刚才提到一旦进入那个场合就控制不住自己，我能理解，因为很多人进去之后都不太容易能控制，尤其再遇上那些牌友、赌友就更难控制了。但进去之前你是能控制的，一定是里面有什么东西吸引你，能给我讲讲赌博能给你带来什么好处吗？

来访者（丈夫）：刚结婚的时候我也玩，但能克制住，比如输了几百或者几千块之后，我就走了，逐渐到后来，越输越多。去年我输了几十万之后，每次去玩的目的就单纯为了赢钱，当赢钱的数字变得比较大的时候，我的目的又变了，一方面是为了赢钱，另一方面是想把过去输的钱抹平，就这样周而复始地陷入了恶性循环。

张医生：一开始是为了赢钱，后来就把它当作理财工具了，想多赢一点把以前输的抹平之后，说不准还能给孩子赢出个大学学费，买个房子之类的呢，是这样想的吗？

来访者（丈夫）：那个时候我脑子里就没有想过关于孩子的学费、买个房子等家里物质方面的问题。

张医生：我知道你在现场肯定没想，出来后你也没想过吗？毕竟你赌了很长时间了，而且你是读过大学且当过老师的人，应该具有理性思维，当你发现赌博并没有让你挣很多的钱，没有给孩子攒出学费，也没挣到房子，那个时候你也没意识到吗？从赌场出来回到家的时候有没有发现本来想多'捞'回来点，结果又输了，看来靠赌博发财的可能根本没有，你这样说服过自己吗？

来访者（丈夫）：刚开始我有过这样的念头，当危害还比较小的时候我已经欠债了，当债主不断地催债时，我只有一个想法，就是想尽办法弄到钱，不管是借还是其他办法，哪怕只有万分之一的几率，我也要把钱赢回来，把以前欠下的债都还上。

张医生：借钱还债是可实现的，也是现实的，但你说'哪怕只有万分之一的几率也要做'，听上去很可怕。万分之一的几率不叫机会，它的意思是9999次都是输，只有一次机会可以补平，这是很明显的。就像买彩票一样，中彩的几率和出门被雷击的几率是差不多的。如果赌一次你没想明白，但已经赌了这么久了，没有发现这是个根本不可能赢的无底洞吗？你刚才提到一直用万分之一的几率来说服自己去赌，今天你想起来觉得荒唐吗？

来访者(丈夫)：现在看以前做的事不仅仅是荒唐,简直荒唐透顶。

张医生：你相当于把赌博当做理财工具了,那不就是欺骗自己吗?

来访者(丈夫)：对。

张医生：你今天能想明白也很好。我想问你的第二个问题是,你觉得赌场里和你学历相同以及比你学历高的人多吗?

来访者(丈夫)：有,有比我学历高的,也有比我职位高的。

张医生：这样的人多吗? 大概能占赌场里的多少?

来访者(丈夫)：最多也就 10％吧。

张医生：那是为什么呢? 问过自己吗? 为什么那里面和你同等以上学历的人只有 10％,剩下的 90％都比你教育程度低? 想过这个问题吗?

来访者(丈夫)：以前没有想过。最近这段时间我总是在想,我发现认知水平很高的人根本就不会去赌,认知水平不够并且平时无所事事的人非常多,像我这样的人非常少。

张医生：对,按你刚才的说法就是赌场里 10 个人中只有 1 个像你这样的,那你没想想为什么那些比你学历高、智商高、有能力的人不去呢? 如果90％的本科以上学历的人都去赌博,说明这件事已经是主流了,那就不一样了。现在明显你是少数派里的人,那为什么你不和受过高等教育的、那些没去赌博的 90％的人‘混’到一起去呢? 这需要你仔细想想。第三,你当初读大学的时候,你们班里肯定不止你一个人了,和你同班的大概有多少毕业生?

来访者(丈夫)：我们班有四十几人。

张医生：这四十几人里大致有多少是和你一起赌博的或者在做和你类似的事情?

来访者(丈夫)：毕业之后大家各奔东西,我所知道的同学大概近二十个,这其中除了我,没有人赌博。

张医生：大家一起接受的高等教育,你所知道的同学没有一个和你一样在赌博,大家不一定都有远大理想,或者出国、发财了,但大家都没有往下坡路走,你有没有问过自己,为什么只有你去赌博?

来访者(丈夫)：说真心话,以前我真的没想过。

张医生：好,现在我帮你想。你们班里像你一样不想考研、寻求更大发展的人可能会有很多,但又像你这样寻求万分之一的几率去发财的、进了赌场就控制不住自己的、去单位签完到觉得没事做就去赌博的人肯定不会是主流,对吗?

来访者（丈夫）：对的。

张医生：好，关于这件事你说你过去没想过，这样去想才能控制自己。一个受过高等教育、有理性思维的人认为万分之一的概率也叫机会不就是歪理吗？就像我们听过的一个笑话一样，一个男人向一个女人求爱，问对方："有多大的机会我能把你娶回家？"女方回答说"百万分之一吧"。男士高兴地说"那就说明我还有机会"。你刚才说的想法和这个笑话就一样了啊，不就是把笑话当现实了吗？如果你能多想想同事们都在做什么，二十年后同学会时，看看大家都在干什么，有多少人在走你这条路？这样想也许能帮你坚定信心，巩固自己不再去赌的决心。我知道很少有人在赌场里能控制自己，但你可以控制自己不进去啊。

来访者（丈夫）：是的。

张医生：你太太提到自从你赌博以后，你父母和她的关系也变得紧张了，责怪她没有管好你。孩子现在和你也不亲近，因为你没时间管孩子。刚才你还提到自己没想过孩子20岁以后会怎么样，如果你一直这样'不务正业'，让家里负债累累，我不知道你怎么会有信心认为孩子在20年后会认你？最近有个新闻说一个大学生认为父亲很卑微，不让父亲去学校找他，不好意思让同学们知道这是他的父亲。照这样的趋势下去，你的工资根本负担不了这些债务，欠债不还，一不小心被警察抓进监狱，连工作也没了，孩子以后还能认你的可能性我不知道能有多大？我觉得应该不大。我想说的是你父母对你有意见、太太对你有意见、孩子懂事了也会有意见，你再还不上债，给家里带来的这些影响你想过吗？我不知道你们那里怎么样？我在微博上看到有一家人因借高利贷实在还不上了，春节的时候黑社会去他家把一家三口都扔到楼下摔死了，欠债到一定程度的时候就会发生这些事情。

来访者（丈夫）：这些事我也想过，但没有当作正事去想。我都是从赌场出来的时候感觉脑袋清醒了，这时才觉得后怕，后怕的同时才想到儿子以后怎么办？爱人怎么办？父母老了以后怎么办？想归想，一旦有朋友叫我去赌场，当我一只脚踏进去的时候，这些想法就全都没有了。

张医生：你说朋友叫你去赌博，为什么这些人是你的朋友呢？

来访者（丈夫）：因为近几年我的社交圈子接触的都是这样的人，有时感觉躲也躲不掉他们。

张医生：听上去好像不是躲不掉的问题，有可能是你主动去找他们。更主要的是你说他们是你的朋友，我不太知道你对朋友的定义，如果这些'朋友'每天叫去赌,哪天把你的父母气得心脏病发作,太太以泪洗面,孩子也不认你了,你把这样的人叫朋友,不觉得有问题吗?

　　来访者(丈夫):有问题。我有几句真心话想说给你听。这段时间我对自己过去做的事情肯定是意识到错了,不管这个错误有多大。我反思自己过去走过的路,从一个不错的社会青年慢慢堕落为现在这样不求上进的人,很多时候我很迷茫,就像现在这样的状态我不知道该怎么改变。

　　张医生:这是两回事了,刚才说的朋友有损友和益友,益友的确是朋友,你的那些损友每天想在你身上挣钱、拉你下水,搞得你未来可能会家破人亡,怎么能是朋友呢? 这的确是有问题啊。至于怎么做,我觉得第一步除了还钱就是不再接触这些损友,欠的钱可以靠正常的劳动慢慢还。上不上进都是小事,你们班里那么多同学没有几个上进的,但也没有几个进赌场的,进赌场的也没几个像你这样欠了这么多钱,相当于你近20年的薪水,再发展下去就把小孩未来的学费、老人养老的钱、太太的生活费全都赌进去了,那就相当严重了,就不是简单的迷茫的问题了。迷茫是不知道要干什么,每天躺在家里发呆,我觉得你好像目的很明确,有点钱赶紧去赌,没钱就借钱去捞本,多交几个损友,一定要把钱输光,把家里搞得家破人亡。你这不叫迷茫,是走到邪路上去了。第二步就是坚决不去赌场,你欠的钱就会越来越少了。然后再研究不赌博干什么,我觉得应该抓紧挣钱还你的赌债。你刚才说现在的工作非常清闲,去签完到就没事做了,那你可以去打工啊,挖煤、做小生意、帮太太看店等好多事。如果不想去挣钱,就去给中学或监狱里的人讲讲赌博给你带来的危害,这些是从公益的角度做事。第三是要改善家庭关系,多与太太聊聊天,多陪孩子写作业、运动等,自己没有前途和未来的话,得让孩子有未来啊,给他攒钱、攒学费,作为教师你可以在很多方面帮助他。假如你没有什么'远大理想',眼前就有很多具体的事情等着你来做。我这样讲你能清楚吗?

　　来访者(丈夫):非常感谢您对我说的这些,对我触动很大,我听懂了。

四、指导作用

　　基于对家庭关系和问题的评估,帮助来访者们设计出能够解决问题的具体策略,帮助家庭成员之间将伤害和损耗降到最小的范围内。

【示范】

　　来访者为一对 30 岁左右的年轻夫妻,结婚 4 年多,育有一子,均为硕士学历。妻子原本在国内从事文学创作工作,婚后辞去了工作,与丈夫在国外生活;丈夫从事金融投资业。目前因为丈夫想要辞职、专职炒股这件事,两人发生严重争吵,直到离婚边缘。双方均深感挫败,无法平静交流,妻子更是临近崩溃,共同前来咨询。

　　来访者(妻子):我和先生自从结婚后,吵架就一直没有断过,不知道为什么,总是反反复复的,我觉得可能有很多外界的原因吧。怀孕生小孩后,我觉得自己都有产后抑郁①了。我们刚开始结婚的时候,他爸妈对我有很多要求,他的心也是帮着他爸妈比较多,一开始,我总是尽量按照他们的要求去做,后来就开始反抗,吵架很多。从一年多以前到现在,我怀孕、生孩子,这期间要做很多事情,而他闹着要辞职,还跟家里人借了很多钱炒股,家里在财务方面出现了大的问题。我开始受不了了,吵架就更加激烈了。基本上,最近一年就是这样的情况。

　　…………

　　张医生:好的,你这边的消息我听明白了,我现在跟你先生沟通。我想问一下,刚才你太太说的这些事实部分,有没有你觉得有出入的地方?

　　来访者(丈夫):当然有出入了,我就等着要说呢。我也从开始说一下我的"版本"吧。首先,我们谈恋爱的时间确实比较短,这个我同意。当时我在国外,我太太一直在国内,英语也不是很好。我们认识以后,见了几面感觉很好,大概半年以后就结婚了。当时,我太太也确实是辞职跟我到了国外生活,但也是运气不好,赶上经济形势很不好。当时在国外待不下去,又转到国内 S 市待了半年,反正不停地换工作,后来换到国内 H 市已经是结婚一年多以后的事情了。第二,我们两个本身也有些差异,我是北方人,她是南方人;再加上我在工作上一直有很多事情,一直是期望太太能把家里的事情打理好,让我能专心在外面做事。可事实却不是这样,因为是在国外,她语言不太通,加上各方面的原因吧,我的感觉是什么事情都要我管,包括交水电费这类的事情。我太太之前在国内有一份很好的工作,结婚辞职之后,一直

---

　　① 产后抑郁:是指产妇在分娩之后出现的抑郁障碍,主要表现为情绪低落、悲伤哭泣、担心多虑、烦躁不安等。

和我念叨要找一份工作，天天和我说，我后来已经受不了了，开始躲了。我上了一天班，回到家还要跟她聊天，因为白天没人跟她说话，家里就她一个人，我不说也不行，可长期这样我也受不了，就形成这个局面。第三，当时我们是没准备好这么早要小孩的，但因为太太生病了，根据医生的建议先不要做手术，尝试怀孕，我们很幸运也怀上了。

来访者（妻子）：为了怀孕生孩子也吵了很多架，他非说不愿意要孩子，但是我当时的身体出现很大问题，我说我要孩子，就为这个事又吵了很多架。

张医生：没关系，先让你先生继续讲。

来访者（丈夫）：因为这个事情我们确实有过争论，从检查出这个病以后讨论了半年的时间，之后我们怀上了孩子。也就是这段时间我们搬到了 H 市，当时工作也没定，我承认自己的压力也很大。她一直也都想找工作，她认为过去是在国外，现在毕竟到了中国人的地盘，加上她父母的压力，还有我父母也希望她有工作。

来访者（妻子）：什么"希望"，骂得很难听好不好！

张医生：先让你先生说完，我们都理性地讨论问题。

来访者（丈夫）：所以在找工作的事上，她给自己很大压力，从来到 H 市就开始找，找了半年也不行。她找不到工作，回家就和我叨叨，我印象深刻的一句话就是"为什么别人有工作，而我没有工作"，这句话得重复了一年多的时间，几乎每天我下班回到家就谈论这些，从八九点到半夜两点。后来，我就提议"你要不在这边读个书，有个好的学历估计能找份工作，因为学校也有就业机构"。就这样，在前年的年尾，我们就申请了学校，这个事落实后也就开始要小孩，让她边读书边怀孕，等毕业再找份工作。这一路上，我就帮她办理这些事情。除了生小孩的事，在买房子的事上我们俩也有过争论。当时，我确实是想炒股，之前炒股也赚了一笔钱，之后大家就商量是不是买个房子。大家为此也争论了很久，最终决定买房子。

来访者（妻子）：咱们俩吵了无数的架，你说你不想买房子，吵了很多很多架。

来访者（丈夫）：咱们现在先讲事实的部分，先不要说感受。从前年下半年我们商量买房子的事情，年底申请学校，去年年初她怀孕，我们买房是在怀孕 3 个月后，其实真正的争论时间就是从前年下半年到刚才说的这几个时间节点的阶段，我们几件大的事情都定了。

来访者（妻子）：每件事都有分歧，每件事都吵了无数的架。

来访者（丈夫）：肯定有分歧。

张医生：先让你先生讲完，咱们再一起讨论。

来访者（丈夫）：接下来，在去年小孩出生了，这期间我的工作也不是很好，因为买房又搬家，再加上股票的形势也不是很好，我的感觉是在三条战线上同时受到了压力。第一，我的全职工作变动比较大，有失业的风险；第二，股票方面遇到了巨大的亏损；第三，我太太怀孕期间，情绪特别不稳定，搞得我很紧张，到后来我的情绪也变得非常激动，两人经常发生激烈地争吵。生小孩之前，股票没有大的变动，生完小孩，股票一阵一阵地出现亏损。去年上半年，我的工作也做不下去，就把工作也辞了。

⋯⋯⋯⋯⋯⋯

来访者（丈夫）：现在的状况变成了：我跟银行借了一笔钱，因为 H 市这边利息非常低；跟父母这边也撇清了关系，跟我父母的债务也清掉了，我是帮助他们理财的形式，只有佣金的关系。所以，我们现在只有跟银行之间的债务。我之前辞职之后，在第二月没耽误就找了一份新工作，这份新工作比我原来的薪水高出 30%，我们就用这高出的 30% 去抵偿我跟银行新缔结的债务，按月还款。

张医生：你现在这个新的工作不是炒股？

来访者（丈夫）：不是炒股，是份稳定的工作。我们就达成了刚才说的这样的一个协议，相当于债务重组了。

张医生：OK，听起来这个方案挺理性的，为什么这么操作下来还是想离婚呢？

来访者（丈夫）：这个闹离婚的状态已经持续三四个月了，我觉得我们两个人之间有一个巨大的问题，现在我必须要讲我的感受了。我承认，尽管我父母没有和我们生活在一起，但是他们对我太太确实有过种种的不满，我觉得，这个事情在她心里面形成了一个巨大的症结，尤其是一个北方的婆婆跟一个南方的女孩儿，本身就存在文化差异。这个症结在她心里面生根、开花、结果了。这样的情况下，她会把她心里认为的我妈妈的想法强加给我，或者去揣测我的行为是我妈授意的，我的感受就是，她完全把我推向了脑袋里构思的那个我，而事实上我并非是这样的。她对她构建的事实接受程度有多强呢？我举个例子。我太太在做梦的时候，和我吵架，第二天醒来就会和我争吵，她认为反正我就是那样的坏人，就是不让她好过。比如，最近要请保姆，事实上我们已经同意要请个保姆，因为外婆帮我们带孩子特别辛苦。在请保姆的过程中，面试了十几个人都不满意，最后她说"你是不是故意不想让我们找到保姆"，最后这个事情就要赖到我的头上。她就认为我开始答应她,但是过程中使了什么花招,故意骗她的。这就是我的感受。

....

张医生:你们两个都是非常好的年轻人,智商都很好,但你俩的情商确实有待改善:一个人对数字特别敏感,不知道怎么处理家庭事务;一个没事就把家里当成小说里的战场了,这些都是问题。先生要去戒炒股成瘾的问题,太太要把情绪稳定下来,把焦虑和抑郁降低。一个文学创作者怎么能不让别人讲话呢,这已经违背了职业精神,说明你的情绪已经严重出现问题,新仇旧恨都纠结在一起。你们两个调整好了,才能一致对外。在我看来,你们双方的家长都是很好的长辈。你的父母到现在还帮你带孩子;他的爸妈虽然打着电话经常生气,也是因为着急,一笔钱接着一笔钱地给,什么样的金融家能不断地支援你先生这样经历的人呢!最后还答应他们来负责本钱,让你们俩来当经理人,还有这样的爸妈吗?把钱交给你,赔了认赔,赚了还给你开佣金。嘴上虽然说得厉害,但是特别像是北方话说的"刀子嘴豆腐心",实在是看你们小年轻在一起闹腾,原来就对你有意见,后面就更对你有意见。你妈对他们的儿子也可能有意见,只是不一定会当面说罢了。这都是两个非常好的家庭,不断地给儿女投入。什么样的家庭是坏的家庭?嘴比蜜还甜,心却是蛇蝎的心,没事把钱往自己那儿搂。你刚才讲,虽然是和你们要回了红包,但加起来还是给你们投入的多,要回的少,还把风险都自己承担了,给了钱还得罪人,我怎么没看出这父母精明呢!说明他们还是从心底里是关心你们俩的。你小两口的日子要你们两个来过,不要受到父母的影响。现在你们是一家,双方父母各一家,全都搅在一起去,就乱套了。所以,一定要停止"战争",即便是两个人决定要离婚了,那也是孩子的爸和孩子的妈,不能见面就这种态度,连话都不让对方说。你们俩现在需要给自己一个静止期,别着急办手续,给自己定条线,也许是6个月,如果到那天还理不清楚,再商量下一步,那没问题。我总感觉你们两个是很有才华的年轻人,还都比较善良,说来说去都没有人身攻击,还有个可爱的孩子,人生在创业的时候是最困难的时期。我20几岁的时候也是,总担心考试过不了,是不是要被遣送回国,是不是签证要有问题,都是从那时候过来的。在这种压力下,不崩溃、不住院已经是不错了。等度过了这段,你就会珍惜这来之不易的幸福。你也别在这个时候得理不饶人,他也不要逮着机会再去炒股,都静一静,好好想一想。你们两个现在重新开始,起点都不是很低,在H市有了房子和小孩,还有双方父母的支持,在这样的基础上还是能过下去的。你们一开始的直觉还是对的,你感觉他很有才华,他感觉你很好,只是中间有了不少错位的片段,再回到正确的路上就可以了。两个有才华的年轻人出国留学不是坏事,有两个这么好的家庭也不是坏事,生小孩也不是坏事,最后到 H 市定居也不是坏事,这么多好事在你们这里演变成"混战",你想这能对吗?在我看来,你们的婚姻基础很好,也积累了很多感情。对于一个文学创作者来说,这种人生经历是在哪里读书都得不到的,加上你本身的才华,很可能让你取得比在原来的平台上更好的成绩,前提是你不能崩溃;你的先生也不能再炒股了,再炒下去就成纯赌徒了。我不知道这样帮你们分析,能不能看明白这件事?

来访者(丈夫):挺好的,张医生,我们都仔细听着呢,觉得你说的都挺在理的。

张医生:对,现在不是着急办离婚,离婚的流程很简便,一个礼拜之内什么都能搞定。假如真的离婚了,两个人再去找都不一定容易,你现在有老婆、有孩子,一切都很稳定,干吗要推翻这些;太太辞了原来的工作,生了小孩,身体也还未恢复,再找未必容易。我觉得你们两个还真的是挺匹配,如果两个人都炒股,那不是赔得袜子都没了吗?两个都是文学家,那日子咋过。最近美国的国务卿退休了,别人问她"你说说克林顿给你带来了什么",她说"我想要的经验、不想要的经验,他都给我了"。你们不也是这样嘛,才 30 岁,能够拥有你们两个这样的人生履历的人并不多呀。有句话叫"天将降大任于斯人也,必先苦其心志",你们现在苦劲儿都过去了,后面就是甜了,小孩也生了,房子也有了,就是两个人的事业还有上升的空间。你搞文学创作不可能一夜成名,先生那边炒股也不是一蹴而就的。我觉得你们俩的资源都特别好,在一个金矿上还没琢磨明白要干什么,就着急动手了。如何把你们拥有的智力的财富、家里的财富变现,这个事你们没想明白。慢慢你会明白,这种丰富的人生履历和磨难,你都不会白有。你们俩的结合实际是很般配的,一个懂文学,一个懂金融,你想哪个文学家离开经济操作能赚到钱呢!也许有一天你创作了什么,先生变成你的投资人了,一定会有你们两个事业爆发的时候。但是我跟你们谈过之后感觉到今年一定不是你们两个爆发的一年,而是休养生息的一年,你们现在都太急躁了,但是在这种情况下还能取得今天的成绩,资源都不错,只是没有把全家的力量拧成一股绳,变成内耗了。和你们处于类似状态的人,有两件事不会着急立即去做:一是办理离婚手续;二是别再着急炒股、搬家。看起来,你们两个现在需要"治疗式休假"。

来访者:嗯。

来访者(丈夫):是的。

第五章　短程认知行为疗法

20 世纪 60 年代,美国精神科医生贝克提出人的困扰都与自身的认知有关,认知导致了情感和行为上的变化,通过调整认知可以改变人的行为,从而解决人的困扰。他发展出来的这一套治疗方法被称为认知行为疗法。

认知行为疗法的科学含金量较高,程序化程度高,治疗目标明确,因而易于量化、理解、掌握和运用。

第一节　核心、本质与理念

一、核心

认知行为疗法不仅是治疗方法,也是病因学理论。认知行为疗法认为"认知"会导致人产生一系列的情绪、行为上的变化,尤其是负性的认知会导致人产生焦虑、抑郁等负性情绪。

通常,抑郁的人对自身的评价会显著偏低、过度负性;而焦虑的人则会感觉自己总是处在即将发生的危险状态之中,夸大自身面临的风险。诚然,从客观的角度看,这些危险、风险确实有一定程度的存在,因此,焦虑症患者眼中的危险、风险并不是精神分裂症患者的妄想,只是被明显、过分地夸大了。

二、本质

如果将精神动力学与认知行为疗法作一个比较,那么,精神动力学属于艺术成分较高的疗法,而认知行为治疗的科学成分更高,因此,认知行为疗法的本质可以概括为"基于科学性的教育"。

三、理念

1. 认知与行为

关注来访者的情绪、情感等行为反应,并且,观察这些行为反应与来访者的核心信仰是否一致。

2. 加重或减轻因素

观察来访者的行为反应在不同时间、不同场景是否存在加重或减轻的情况。

3. 核心信仰

根据来访者早期的生活经历,寻找来访者的核心信仰是在什么时候、什么情况下产生的,也就是寻找核心信仰产生的渊源。

第二节 短程认知行为疗法的技术

一、制订治疗计划

认知行为疗法通常有着明确的、具体的、可量化的治疗目标,认知行为治疗师会帮助来访者根据治疗目标制订具体的、可实现的治疗计划。

【示范一】

> 来访者为30多岁的男性,大学学历,从事管理工作,因在会议或培训活动讲话时总是焦虑、紧张,前来咨询。

来访者:现在我的问题是每当开会,需要我发言的时候就会紧张,总是担心。具体什么时候开始出现这种紧张的情绪我已经记不清楚了,但是已经很长时间了。

张医生:你在开会的时候担心什么呢?

来访者:就是一让我讲话的时候,就担心讲不好。

张医生:是因为自己要讲话才紧张,还是只要和同事坐在一起开会就紧张?

来访者：只要是需要我讲话、大家的注意力在我身上的时候，我就会紧张，只是开会的话会好很多。

张医生：你每次到公共场所，比如看电影、购物等，并不会紧张，只有你要讲话、发言的时候才会紧张，对吗？

来访者：对，对。

张医生：你现在睡眠好吗？

来访者：不太好，一旦想事情或是累的时候就睡不好觉、失眠。

张医生：你睡觉之前经常想很多事情吗？比如工作上的、未来的事情等。

来访者：工作忙的时候还是会想这些事情。

张医生：你大致是什么时候开始出现这种总是担忧、焦虑的状况？

来访者：嗯……印象不太深，感觉有很长时间了。

张医生：有 5 年以上，或者 10 年以上吗？

来访者：嗯……我工作已经差不多 10 年了，一直睡眠就很浅，好像上学的时候就是这样，听见别人打呼噜就睡不着。

张医生：你的体重怎么样？食欲怎么样？

来访者：我的体重一直是偏轻。食欲应该还可以吧，基本上和周围人差不多。

....

张医生：你刚才说发言的时候紧张也是从上学时候开始的吗，还是参加工作以后才有的？

来访者：上学的时候就有，小的时候在农村不是这样的，不知道什么时候开始就变了。

张医生：你刚才说小时候在农村，上高中或是大学之后就到城市里，是吗？

来访者：对。

张医生：你到城市里以后有没有感到自己很自卑，周围的人都比较能言善辩的，你不太好意思发言？

来访者：对，是这样的，很明显。

....

张医生：你有没有自己比较喜欢的体育运动，比如打羽毛球、游泳什么的？

来访者：我比较喜欢打排球，但是很少打。

张医生：你之前打完排球后的第二天能感到放松吗？

来访者：我感觉打得也不太好，心里不太高兴。

张医生：我们这里不讨论打球的技能好坏，越是打不好的人，身体被活动的地方越多，反而觉得放松。

来访者：对，打完球后会感觉很放松，很舒服。

张医生：有没有什么音乐听起来让你比较放松的？

来访者：我比较喜欢那种伤感的音乐。

张医生：有没有让你听完放松、高兴的音乐？

来访者：有，就是那种比较经典的流行音乐，听完感觉挺好的。

张医生：那挺好的。现在我们一起来分析一下，通过刚才的讨论可以看出你有轻度到中度的焦虑症。这个症状大概从你上学的时候就开始出现了，上大学之后更加明显，这是因为你从农村走到城市，明显感到周围人比你见识广、能言善辩，就很容易在原本焦虑症的基础上发展成表演焦虑①，在公共场合讲话容易焦虑、紧张，这两个问题的共同点都是焦虑。如何来治疗呢？第一，通过运动和音乐疗法系统地降低焦虑。运动一定是要找你喜欢的运动，对你来讲就是打排球了，你现在要把这项运动当作你的治疗手段之一，每周至少要坚持运动三次以上，每次要超过半小时；听音乐要听那些让你感觉正向、积极的音乐，把它筛选出来，在每天上下班的路上，保证安全的前提下，每天听半小时以上。通过这两种方法系统地降低焦虑，表演焦虑的水平也会相应降低。第二，针对讲话紧张这个情况，你可以在每次发言之前，在家对着墙先练习，然后再面对家人去训练，这个主要是适用你每次的周例会。如果是每半年大型的培训讲演，之前当然也可以加强练习，但是因为你的紧张、焦虑程度更高，为了不影响你的表现，必要的时候可以采用药物干预。这里面需要提前和你的主治医生去协商，提前摸索好适当的剂量，把每年两三次的培训应对过去。我们这样讨论，你清楚了吗？

来访者：清楚了，谢谢你！

---

① 表演焦虑：属于焦虑症的一种，当患者在当众表演、演讲时会产生焦虑症状。患者能意识到这种焦虑是过度的，但无法控制。

【示范二】

> 来访者是位大学毕业 5 年左右的男士，一直在外地工作，家里有个企业由父亲管理经营。随着父母年龄的增长，以及母亲对儿子的日思夜想，希望他尽快回去接替父亲。而来访者希望通过自己的能力在外打拼几年，不想放弃现在的工作，为此陷入两难，不知作何选择。

来访者：你好，张医生！我今天找你主要是关于我的职业发展问题。我父亲在老家有个小企业，父母想让我在外面历练几年之后，回到他们身边接父亲的班，而我想通过自己的能力在外面打拼出属于我自己的事业。现在就是这样的状况使我陷入两难，不知该怎么办。

张医生：刚才你提到父母是希望你历练几年再回去接班，是这样吗？

来访者：是的，马上年限就要到了。正好我所在的公司也马上要和我续签 3 年合同，因为连签 3 年对我将来的职业发展会有好处。如果只签 1 年的话，公司会担心我在公司的稳定性，可能不敢对我委以重任。

张医生：如果公司和你签 1 年合同的话，就缩短了父母对你期待的差距。现在因为公司要签 3 年，听上去好像父母等不了 3 年，我想了解一下是家里有什么特殊情况吗？比如突然有人身体不好、家里十分需要你等必须让你在一年之内回去的紧急变化。

来访者：那倒没有。但我妈妈身体不太好，也有些疾病。家里就我一个儿子，两个姐姐也结婚了，母亲就是特别想我，希望我在她身边待着。

张医生：我听起来好像让你回去，不是因为事业上的紧急需求，而是母子之情的需要大于事业上对你的需要，是这样吗？

来访者：对！

张医生：你刚才提到两个姐姐已经嫁出去了，是吗？

来访者：是的。

张医生：她们在同一座城市吗？还是都嫁到不同的省份去了？

来访者：在一个城市里面。

张医生：你是在另一座城市，是吗？

来访者：是的。

张医生：你提到母亲身体不太好，她在家需要做很多事情吗？是因为身体得了病比较焦急而思念儿子？还是因为确实在体力上需要帮助？

来访者：我父母主要就是思念我，现在我父亲年龄也大了，身体也越来越不好，他们想让我回去先跟着父亲学几年，熟悉熟悉企业的情况，能够尽快接他的班。

张医生：也就是两个方面都有需求，看起来主要的需求是母亲迫切的思子之情；另一个是关于接手父亲的企业需要一个过渡期，避免你没有经过历练直接上岗。这两个要求都很合理，好像没有什么紧急的情况要让你回去，比如家里人身体突然需要照顾，或者企业遇到什么问题等急需要你回去的状况。

来访者：没有。起因是我从上大学开始，这么多年来除了假期回家，其他时间都在外面。我也不太清楚什么原因，可能是因为我妈妈比较传统，她感觉有儿子在身边，家庭才是完整的。还有就是我妈妈的确在我身上投入了太多的心血，几乎是用她的全部青春换来现在的我。

张医生：现在你生活的城市和妈妈生活的城市相距多远？

来访者：有两千多公里吧。

张医生：的确很远。现在有这么几种别人用过的解决办法你可以思考一下。第一，显然你是个孝子，否则你就没有现在这样的困扰了。能够来找咨询师、心里感到内疚、想要报答父母的养育之恩等，都说明你是个有良知、知恩图报的孝子，你妈妈这么多年的心血没有白费。第二，如果家里出现老人生病急需你照顾，或者家里企业突然支撑不下去的紧急情况，你就得紧急处理，但明显你家不是这种情况。第三，你母亲年纪大了，身体也不太好，确实需要人照顾。这种情况下，需要你的姐姐、姐夫或者雇个钟点工在体力上给她一些帮助。第四，无论姐姐、姐夫还是钟点工都不能代替儿子，作为儿子首先要常回家看看，不仅仅是过年过节的时候，平时也要想办法多回去。同时还可以多把母亲接到身边来，让她出来走走，你也能尽孝道。她担心爸爸的话，可以多给爸爸打电话。

来访者：这个我也和她提过，她说她哪儿也不想去。她在家也几乎不怎么出去。

张医生：我的意思不是让她去其他地方，是去看儿子。你可以跟她说："我的工作很忙，可我特别想念你，能不能让姐姐带着你来看看我？"

来访者：哦，我明白你的意思了。

张医生：对，不是让她去旅游，去花钱，而是你想妈妈，又想姐姐，但不想放弃工作。可以这样说："妈妈你培养了我这么多年，就为了让我回去接班。现在我为接班已经做好60%的准备了，只差一点点了，现在回去就功亏一篑了。但我现在特别想念你，甚至影响工作了。"不要说让妈妈来是为了缓解她思念你的心情，而是为了缓解你思念妈妈的心情。同时，还让姐姐陪着，很少有妈妈会反对这种全家团聚的机会，甚至她还会想干脆全家都来你这儿度假一次，享受天伦之乐为什么必须要在老家呢？除非妈妈必须要看家，或者企业离不开人，不能出来，那也可以让姐姐、姐夫或者其他人帮忙管理一周。顺便也可以在城里帮妈妈找找名医，查查身体，看看病。有时妈妈不想来，可能姐姐或姐夫想来，这样你就调动起家里人都站在你这边一起做她的工作，这样比你一个人和她谈判要容易得多。

来访者：呵呵，谢谢，这还真是个办法。

张医生：其次，现在家里不是企业急需要你，是妈妈很想念你，那可以在家里装上计算机，经常、甚至每天和妈妈在网上视频通话，让姐姐教妈妈如何使用，上网不方便的时候可以打电话。这样，妈妈看到你这么诚心、努力的工作，还想尽办法解决自己想念妈妈的问题，就是为了能在外面学点本事。如果儿子在家里和外面的发展是差不多的，甚至不如在家里好，她当然愿意儿子在自己身边。可如果她真的看到儿子在外面做得很好，还长了见识，看到外面更有利于儿子的发展和成长，在外面闯对年轻人有这么重要，没有妈妈想要自毁儿子前程的。只要让妈妈看到年轻人适合在外面闯，年长些可以守业的时候再回去，她就一定会站在你的立场上想问题。这样，你解决了母亲想你的问题，解决了能让母亲来大城市检查身体的问题，同时你还保证会回去，只是时间上要拖一点，母亲不太可能再拒绝了。最后，关于合同，任何你与老板签署的合同都有例外条款，就是在你和家人的身体都能允许的前提下，即在正常情况下，你不能跳槽，尤其有同业竞争保护条款。你跳槽到竞争对手的公司，老板当然不愿意，更不会让你再回来。但如果员工的家人突然病重需要回去照顾，或者员工身患绝症，老板怎么可能不让员工离开呢？让老板看到一个员工是诚心诚意地想在这个公司好好发展，只是因为家里有特殊情况需要回去处理，很少有老板不会同意的。所以合同签 3 年不意味着必须要在那工作满 3 年，我们的意愿是要干满 3 年的，但要"因人而异，因事而异"。

来访者：我明白，但是如果我和公司签一年合同，公司就有所准备，可以提前招人；如果签三年，我不能干满三年的话，我觉得对公司有点不负责任。

张医生：从这个角度讲，你不仅仅是个孝子，还是一个特别有工作伦理，忠于雇主和企业的一个人。现在很多年轻人都从自己的角度考虑问题，你能做到这些很不容易，是个好青年。现在这个情况并不是明天或者下个月就到来了，签 3 年合同下个月就走，的确不合适。到那个时候你只要给老板一个适当的提前量就可以了，因为没有谁能预料到一年后家里会有什么问题，我们得给老板充足的时间过渡，留出两三个月的时间。让老板理解你的情况，告诉他本来明天就应该离开，但是考虑到公司的利益，你愿意多留出两个月的时间，招上新人后也愿意带着新人熟悉一下业务再走。老板面对这样一个孝顺老人，又顾及企业的员工，怎么会有怨恨呢？我觉得能找到你这样的好青年是非常不容易的，雇佣你说明老板看对人了。

来访者：老板的确对我很好，跟着他工作很舒服，这也是我不舍得离开公司的主要原因之一。

张医生：我能感觉到你对老板也很好，签了合同就想遵守契约，除非万不得已，有这样想法的都是好员工。一旦出现不可预测的事情时，我觉得有人文精神的老板都能理解。另外，咱们刚才提到的这些事，有可能你都做了之后，你妈妈会带头说，没想到我的儿子在这儿遇上这么好的老板和企业，她可能会改变主意。原来妈妈的观点也许是"宁做鸡头，不做凤尾"，看完你在这儿的发展之后，说不定想法会改为"宁做凤尾，不做鸡头"了。

来访者：谢谢张医生，我基本上知道该怎么做了。

二、 布置家庭作业

针对来访者的症状和既定的治疗目标，认知行为治疗师经常会给来访者布置家庭作业，有效的家庭作业必须逐步进行，循序渐进地帮助来访者实现"脱敏"①。

【示范】

来访者是位30岁出头的女孩儿，大学学历，未婚。与男友交往有七八年的时间，却一直隐瞒父母，因为父母坚决反对。来访者感觉很压抑，很累，寻求咨询的帮助。

来访者：你好，张医生！我和男友交往七八年了，中间也是分分合合的，一直瞒着家里，因为父母强烈反对我和他在一起。这么多年我感觉非常压抑，一直都不能做自己，再加上我和男友之前经历了很多事情，这种压抑积累到现在，使我非常烦躁，感觉快要支撑不下去了。

---

① 脱敏：这里指的是系统脱敏的方法，即通过心理的放松状态来对抗患者的焦虑和恐惧情绪，从而达到缓解焦虑或恐惧的目的。

张医生：你的父母为什么坚决反对这件事呢？

来访者：我父母觉得他生活环境不好，之前还有过很多女朋友，比较花心，不能给我幸福。

张医生：你说的生活环境是指家庭生活条件不好吗？

来访者：不是，我父母倒不是特别看重家庭条件，主要是看这个人，他们觉得这个人不行。

张医生：你父母说这个人不行除了刚才你说的有过很多女朋友，还有其他原因吗？

来访者：还有人品不好，生活环境比较乱，不能给我幸福。

张医生：他人品不好主要表现在哪里呢？

来访者：就是挺爱玩儿的。

张医生：玩儿什么能让人觉得他人品不好？

来访者：出去吃，去歌厅玩儿，和很多女孩传出不好的新闻。

张医生：还有吗？

来访者：喝酒、赌博。

张医生：你是大学毕业，他是什么学历？

来访者：高中。

张医生：把他的这些情况列出来，人品不好、贪玩、喝酒、赌博、交各种不同的女朋友、不求上进、没考上大学，听上去我能理解你父母为什么反对，我现在反而不理解你为什么爱他？是因为人们常说的"男人不坏，女人不爱"吗？

来访者：不是。因为我们是初中同学，高中时他是我的初恋，而且他对我特别好，像家里人一样。我们高中谈了几个月后就分开了，直到我大学毕业后又在一起的，我觉得这份感情特别难得。

....

来访者：我感觉自己总是别不过来，这么多年活得特别累，心里总是打不开这个结，很委屈，感情也是难舍难分。

张医生：如果你总是想过去怎么会爱上一个不该爱的人，还交往了这么多年，心里肯定会非常纠结。现在怎么做才能走出这段感情带来的阴影，得往前看，抓紧找另一段感情，这是个"六毒俱全"的人，你找个"毒"少的甚至没"毒"的人，就容易快乐起来。你要找像钱学森这样的，的确会非常难，看上去你的择偶标准并不高，你所在的城市不具备"五毒"的人至少有100万吧，应该非常容易的。但如果你不出去找，不往下一段感情里走，不去找专业咨询,就会陷在这里很难走出来。也就是说现在重要的不是想你为什么做错了,我觉得你也没做错什么,而是通过一段感情你学到了什么,总结出哪些经验了。什么事情刚开始都是没有经验的,经历过就有经验了,而且你现在还知道找咨询师来咨询,这都是很好的行为。

来访者:嗯,我明白。

张医生:现在我们知道了那"六毒"都是你不想要的,接下来可以把这个问题当作家庭作业,下次和咨询师讨论。首先问自己假如你所在的城市里所有的男人任你挑,你最需要对方拥有的3个品质是什么?年龄、身高、个性特征还是经济等其他条件?其次要问自己最不能接受的3个条件是什么?在这"六毒"里或者你还有什么其他的想法都可以,任你自由去想,不一定是前男友的问题。把这些想清楚的目的是下次再找的时候就不能像碰运气似地随机找,也不能只找初中或高中同学,那样选择面会比较小,而是按图索骥。你知道自己要找什么样的人,还得知道这些人在哪儿,都可以和咨询师讨论。现在有很多专业的婚恋网站,他们的资源很多,你按照自己的要求去找,效率就会提高,还能缓解时间给你的压力。一方面通过传统的方式,让亲戚朋友帮你介绍,另一方面通过这种专业的婚恋机构扩大资源,按照自己的行动计划寻找符合你要求的人,这样可以解决效率的问题。至于效果好不好,取决于你有没有想明白。如果和咨询师讨论后还有不明白的,下次欢迎你再回来,我们继续咨询。我这样帮你分析,你觉得有帮助吗?

来访者:有的,我觉得思路非常清晰,心情也好很多。

三、 监管来访者的行为

观察、记录来访者的症状何时出现、何时不出现、什么场合出现、什么场合不出现等情况,通过详细的记录来监督、管理来访者的行为。

【示范】

来访者今年30多岁,大学学历,已婚,患有双相情感障碍,总是出现高高低低的感觉。工作和婚姻都受到影响,不知该如何规划以后的生活。

来访者:我已经三十多岁了,结了婚,没有小孩,最近刚刚离职,不知道下一步该怎么办,该做点什么。另外,我有双相情感障碍①的症状,持续了好几年,每年经历这样的 high-low,对我在工作上的雄心壮志都是种打击,当然我自己也采用一些方法来控制这种状态,包括通过辞职的方法,想要停下来想一想,究竟什么样的工作适合我的生活状态。

张医生:你什么时候发觉自己的婚姻和职场好像都有问题? 好像你一直是比较顺风顺水的。

来访者:对,我一直比较顺。关于婚姻呢,好像也不是主动去选择的,只是我在某个阶段很喜欢她,然后就在一起了,之后就一直在一起。我基本上也没谈过其他的恋爱。关于孩子呢,因为岁数大了,会受到家庭的压力,肯定要考虑这个问题。但是我认为前几年不要孩子也是担心婚姻会有变数,现在两个人的感情还是比较深,年龄越来越大,再不要孩子也比较麻烦,但是又不愿意承担更多的责任,养育孩子也很麻烦。当然还有就是,前几年我一直是 high-low 的状态,好像也不能给孩子提供一个比较稳定的环境。

张医生:婚姻方面我听明白了,现在是在考虑要不要把两口之家变成三口之家,我们一会儿也可以再讨论你那个"高高低低"的问题。现在我想知道,在职业方面,你好像也不是很稳定的状态,是吗?

来访者:职业上面,以前我不会主动做一些变化,在那家公司做了很多年,两个月前辞职,主要是因为在公司待久了,对于行业、产品都有点烦,不知道外面有没有什么其他更好的选择。我在"高"的时候,工作起来很有热情、有成就感,"低"的时候就没什么动力。我始终觉得人应该去追求自己想要的,前几年可能是行动力比较差,另外这种"高高低低"的状态也很影响我,毕竟在那家公司比较熟悉了,我就觉得如果在这个时间段再不做些变化,可能就再也没有机会了。同时,那段时间公司也有一些变化,促成了我作这样的选择。

张医生:你刚才已经几次提到"高高低低"的状态,我想问一下,你辞职是发生在你"高"的时候,还是"低"的时候?

来访者:嗯……严格地说,两种状态都会有。前面几年"高"的时候会很有工作的热情,最近一两年在"高"的时候也只是高效地工作,我也会想辞职

---

① 双相情感障碍:也叫躁狂抑郁症,是一种双极性的情感疾病。其特性是躁狂发作与抑郁发作交互或混合出现,可以多次反复发作,两次发作之间称为间歇期,间歇期的精神活动可完全正常。通常双相情感障碍患者的大部分时间处于抑郁发作状态,少部分时间处于躁狂发作状态,多于少年晚期、青年早期发病。

这个问题，"低"的时候是一直在想。最近一次作选择是在我偏"低"的时候。

张医生：你最"低"的时候低到什么程度？

来访者：应该是非常抑郁的状态，基本上没什么动力，我的理解能力、认知能力、沟通能力都会受到很大的影响，有的时候别人跟我说件事情，我会反应不过来，还得假装听懂了。

张医生：有没有不想吃饭，整天流眼泪的情况？

来访者：吃饭会受到很大的影响。

张医生：体重有没有明显的变化？

来访者：体重倒还好。前几年"低"的时候也会有自杀的念头，生活一团糟，后面几次好一些。

张医生：你用药了吗？

来访者：其实没怎么用，我去看医生，给我开过一种用来稳定情绪的、抗癫痫的药物，另一种是抗抑郁的，我吃了一盒，效果不太大，还有一些副作用，我本身对用药也比较抗拒，后来就没有再吃，也挺过来了。

张医生："低"的时候有没有早上不想起床，不想上班的情况？

来访者：有，有。

张医生："高"的时候会高到什么程度？

来访者：更多的是思维敏捷，说话快一点，现在的状态就有一点偏"高"。前几次的时候也会把自己弄得忙忙碌碌的，很有成就感。但我更多的时候就是工作效率提升，没有到躁狂那种程度。

张医生：现在咱们俩这样的对话，是你最"高"或是接近最"高"的状态吗？

来访者：有一点偏"高"。

张医生：有没有"高"到连续几天也不需要睡觉的情况？

来访者：那倒没有，最开始"高"的时候，会睡得很少，起床很早。

张医生：在"高"的状态下，基本上不影响工作，一般就是思维奔逸、工作效率高，类似今天这种状态，是吗？

来访者：差不多。

张医生：一年有几次"高高低低"？

来访者：我的情况一直比较稳定，前几年基本上都是以半年为界限，前半年"高"，后半年"低"，基本上是一高一低，最近一次，"高"的时候持续七八个月。

张医生：你有这样的症状有多少年的时间了？

来访者：我也说不太清楚了，我有明显感觉是在 2006 年的上半年，突然感觉非常好，处理工作得心应手。

张医生：那我听明白了，关于职场，你在"高"的时候工作很有成就感，"低"的时候觉得没有意思，思考要不要换工作。那么对于夫妻关系，你在"高"的时候、"低"的时候有什么不一样吗？

来访者：夫妻间我没有感觉那么明显的不同。"高"的时候，我愿意去社交，包括和女孩子聊天，"低"的时候就不愿意接触任何人，性生活也没什么意愿。

张医生：没有达到"高"的时候想谈女朋友、"低"的时候想离婚的状态，是吗？

来访者：离婚的事情在两种状态下都会去想，但是没有那么明显的变化。

四、 分析优缺点

有时，认知行为治疗师还会从客观、中立的角度，帮助来访者分析其认知、行为或决策的优点和缺点，帮助来访者全面看待自己的行为及其结果，提升来访者的现实感。

【示范】

来访者是位 20 多岁的女孩儿，初中毕业时被诊断为双相情感障碍，没能继续上学。药物治疗后症状有所缓解，目前在一所小学从事后勤工作。来访者感觉自己在发病时有音乐和美术方面的才能，不知能否将此作为未来的职业发展方向。

来访者：我想让你帮忙分析一下关于我的职业规划。

张医生：好的，讲讲你对职业方面的想法吧。

来访者：我有双相情感障碍，目前正在恢复期。我想知道在我发病的时候所表现出来的潜在能力或天赋，能否作为我的职业发展方向？

张医生：讲讲在你看来，你在发病的时候有哪些潜在的能力呢？

来访者：音乐和绘画方面吧。

张医生：能再讲得具体些吗？

来访者：在我躁狂发作的时候，看一幅画能看出故事，特别有感觉，这种感觉是我正常时是没有的。

张医生：也就是平时正常的时候，你看一幅画它就是一幅画，当你躁狂发作的时候能看出这幅画在告诉你一个故事，对吗？

来访者：对。而且我只有在很小的时候画过画，平常也只是瞎画，根本没有学过。在音乐方面，我会不自觉地哼一首歌出来，然后在家里的钢琴上试着找出音律弹出来，这让我觉得自己是不是在这方面有潜在的能力。

张医生：当你发作的时候哼出来的旋律，写下来之后在你正常的时候听，还觉得它动听吗？

来访者：我没写过，只是当时哼出来感觉挺好的，就会试着在钢琴上找音符，那种感觉我也说不太清楚。

张医生：是比平常找得快一些，是吗？

来访者：不是，平常根本就不找，躁狂的时候会不由自主地去接触音乐，很有感触，那时会觉得贝多芬的音乐像心电图一样，那种状态很奇怪，我也说不清楚。

张医生：你现在做什么工作？

来访者：我在一所私立小学工作。

张医生：具体做什么？

来访者：做后勤工作。

张医生：你刚才提到的发病时具有的潜在才能，我到现在还没有听出来是才能。才能不是说自己会做什么，而是你有的这个能力比别人做得好，比如你会讲中文，这不叫才能，因为中国人都会。但如果你讲的内容大家都爱听，你的录音大家都爱买，你的演讲大家都来听，这叫才能。你说的音乐和画画能力，是在你大脑的神经递质不正常、功能紊乱的情况下，让你产生的特殊感受。你说的这些东西不能让人得以生存，也不能教给别人，为什么在你看来是才能呢？

来访者：嗯……，因为我小时候没学过画画，就画得比同龄人好，我在想这是不是我的一个优势。听你这么一说，我觉得是给了我一个专业的纠正。

张医生：你说你比周围人画得好，那些人都不是画画方面的神童，是吗？

来访者：不是，我们都是普通孩子。

张医生：这就说明你的参照系有问题，你会的这件事只是比周围不会的人好一些。假如周围都是傻子，你不能说自己是聪明的人，没有意义啊，因为他们都傻，显得你聪明，不是真的聪明，如果身边的孩子智商都是120，你比他们还高，那是真的聪明。你应该知道什么意思，我不是说你有问题，而是参照系有问题。如果和一些极有画画天赋的孩子相比，你比他们画得都好,这就叫才能,而且是和天赋有关的。和普通孩子甚至是不会画画的孩子相比,你画得好不能叫才能。

来访者:哦,我明白,可能是以前我的想法有问题,呵呵。

张医生:第二,你现在不是在私立小学做后勤工作吗?假如你发现哪位老师在教孩子音乐或画画时,教了很久都没学会,你上去 10 分钟就搞定,那就说明你有才能。而你现在只是完成日常工作,那不叫才能。躁狂时候的表现也不叫才能,而是一种病态的感受,因为那时你的五官会变得灵敏,大脑的神经递质会变得混乱,所以就产生一些不同的感受,这些感受都不是基于现实的,是不正常的,当你使用了锂盐①和奥氮平②等这类情绪稳定剂之后,现在的感受是正常的。我很高兴你现在讲话很正常,而且还能有份工作,很多和你情况类似的人找到工作都很难,能保住一份工作更难,这两样你都做到了,非常好。

来访者:这样我就清楚了。

上述具体方法的目的是帮助来访者发现自己认知中的不合理之处,从而改变来访者的认知、情绪与行为。

---

① 锂盐:适应症为各种躁狂症,对躁狂或抑郁发作均有预防作用,也用于分裂心境障碍、精神分裂症伴兴奋冲动或攻击性行为。

② 奥氮平:适用于精神分裂症和其他有严重阳性症状(例如:妄想、幻觉、思维障碍、敌意和猜疑)和/或阴性症状(例如:情感淡漠、情感和社会退缩、言语贫乏)的精神病的急性期和维持治疗。

第六章　焦点解决短程治疗

第一节　焦点解决短程治疗的历史发展脉络

20 世纪 70 年代,美国家庭治疗师史蒂夫和他的妻子茵素以及他们在威斯康星州密尔沃基市内的短程家庭治疗中心的团队,花费数千小时观察治疗过程,仔细记录治疗师和来访者之间有效的提问和行为,最终创造并发展了焦点解决短程治疗。焦点解决短程治疗是聚焦目标的短程治疗方法,旨在帮助来访者建构解决方案而非纠缠于来访者的问题,它从根本上颠覆了传统的治疗程序,在精神病学和医学领域,有越来越多的科学实证证明了焦点解决短程治疗的有效性。焦点解决短程治疗已经成为最广泛传授的短程治疗方法之一,广泛应用于教育、商务教练、咨询服务、心理健康、社会服务、成瘾治疗等领域,风靡西欧、东欧、美国、加拿大、亚洲和加勒比海的部分地区。

任何一种疗法都离不开它的历史。心理咨询有近 200 年的历史,在 450 多种咨询方法中,焦点解决短程治疗是比较新的一种,确切地说,焦点解决短程治疗是强调解决的短程治疗技术和方法,它不仅与心理学相关,更与智慧相关。了解焦点解决短程治疗产生的历史渊源,才能理解其革新意义。

一、互动的观点

20 世纪五六十年代,家庭治疗非常流行。起初,人们用各种不同的方法来解释精神分裂症(精神系统疾病中最严重的疾病之一,人群约有 1% 的发病率)的发病原因。历史进程中关于精神分裂症发病原因的研究有两个方向:一是认为精神分裂症患者的体内发生了变化,诸如神经递质的异常;另一种则是认为精神分裂症患者所在的家庭、社会环境出现了问题,比如,弗洛伊德就认为精神分裂症患者通常有一位患有精神分裂症的母亲。然而,后一种理论在现实生活中缺乏普遍的依据,因为精神分裂症患者大部分都没有家族遗传因素。于是,有人提出从人际互动的角度来研究精神分裂症的发病原因,逐渐就从观察精神分裂症的家庭上升到普遍化的家庭理论。面对家庭动力学的复杂性,一些心理学家肩负起历史的责任,试图通过整合各种思想,创造新的、可操作的方法。20 世纪 60 年代,精神研究所(Mental Research Institute,MRI)在美国加利福尼亚州成立,尝试与求助的家庭进行合作。

总体而言,由于当时的社会时代受到精神分析的巨大影响,虽然出现了很多新的名词和理论,但大多失败了,这些失败又促进了方法的不断创新。直到 60 年代末期,有人提出将特定的家庭类型和家庭结构与特定的病人进行匹配诊断,也就是说"什么样的家庭出现什么样的人",这个实验同样失败了。所有的精神系统疾病中,很难找出一种疾病能与家庭类型相匹配。家庭对人有影响,这个核心概念固然是正确的,但具体什么样的家庭会影响人的哪些方面,还需要依靠咨询师的智慧和分析能力来解释。

二、 米尔顿·埃里克森医生 (Milton Erickson,MD) 的贡献

在匹配诊断失败、家庭治疗走到死胡同,需要另辟蹊径时,在史蒂夫之前,埃里克森提出了与传统治疗师不同的观点。

首先,埃里克森认为患者是治疗成败的主要责任人。实际上,患者与治疗师对于治疗成败负有不同的责任,病人不参与不行,而治疗师缺乏智慧更是主要的毛病。

其次,对于精神分析经常使用的"自省"的方法,埃里克森认为是无效的。埃里克森对患者的过去不感兴趣,不与患者讨论出现问题的各种原因,而认为重要的是改变患者现在的困扰和行为,利用改变的结果正性激励患者,使患者更适合现代生活和环境,这是埃里克森里程碑式的伟大贡献,他本人也因而被看作是"策略师"。

三、 短程治疗的观点

历史前行至 20 世纪 70 年代早期,家庭治疗出现了许多新的变革。当时大多数治疗师认为患者进行 200 次治疗是比较理想的,而另一些治疗师则开始从传统治疗中脱离出来,走向短程治疗,尝试相对较为短期的治疗方法,包括精神动力学的短程治疗,它规定每个案例的治疗次数不超过 50 次。然而,20 世纪 40 年代以来,80%的患者实际接受的治疗次数不超过 10 次。70

年代后期,随着生活节奏的加快,闲暇时间的减少,最重要的是保险业的介入,在多重因素的作用下,人们对心理咨询提出了更短程的要求。

以史蒂夫为代表的治疗师由此开始思考:咨询师与来访者之间究竟是什么关系?如何才能建立一套缩短疗程、提高效率的治疗系统?怎样找到咨询师与某个来访者之间独特的协作方法,减少阻抗,建立合作关系?如何把这种短程治疗与埃里克森的观点相结合?这些思考最初与史蒂夫做督导时通过单向镜观察咨询过程有关,就像许多科学发明一样,是出于巧合,起到了客观观察的作用。

随后,他们将先前的家庭治疗经验作为中心思想,与埃里克森“治疗师即是策略师”的思想相结合,认为策略师就是要积极、主动地帮助病人分析、思考和参谋,但不是代替患者作决定。他们发现“想要结果不同,必须做得不同”,于是从来访者过去的经历中,找出无效的方法,并停止继续采取无效的方法,这在当时是一个革命性的变化。

至此,历史从精神分析的角度,逐渐转化到“治疗师即策略师”;从分析患者问题产生的原因,逐渐发展到强调治疗师、患者都是积极的角色,重点应聚焦于问题的解决,这是一个重要的历史性的进程和变革,使得焦点解决短程治疗成为短程治疗中的一个弄潮儿。

第二节　焦点解决短程治疗的核心工具

一、积极的态度

咨询师需要具备积极、客观、正性的特质,总是积极帮助来访者寻找问题的解决方案,咨询师的这种态度在咨询中可以感染到来访者。

【示范】

来访者为40岁左右的女性,带着儿子与认识多年的老朋友重组家庭,现在的先生有一个已经成家的儿子。来访者与先生、先生儿子、儿媳搬到一起生活后,产生各种错综复杂的问题,让她倍受困扰,因而来访。

来访者:我和丈夫是重组家庭,各自带着一个孩子,他的儿子已经结婚,和我们生活在一起,出现了很多家庭内部矛盾,让我的压力非常大,进而导致孩子的学习和我的工作都出现问题。

....

张医生：现在我们来讨论一些建议，看看如何能帮你减压。我们常说重组家庭是两个家庭的社会关系的整合，不仅仅是你和先生的两个人的世界。重组家庭比年轻人结婚复杂，是因为涉及婚前财产和各自的孩子的问题，这是人际关系里最复杂的两套系统。表面看上去不是很好的事情，其实也有好的一面。第一，我们把你这种困扰叫作"美丽的困扰"，因为与"巧妇难为无米之炊"的艰难状态相比，你是有房子、有财产、有工作带来的一些困扰，起码你有这些资源。第二，我觉得你看待这些问题时都比较客观，并没有因为情绪不好，就把所有问题都归罪于某一个人的身上。面临这么多复杂的问题，你都能很清楚很有效地表达出来，看起来是你是个善于与人打交道的人。

来访者：谢谢！我对他是真心实意的，没有什么其他的想法，但现在我觉得他对我不是这样的，他在我面前有很多的谎话，欺骗我，我就想要么就和他分开。我这个人就是你对我好，我对你加倍的好，他对孩子好，我也影响孩子对他好，现在孩子甚至和他站在同一条战线上孤立我。我和他说过，他的财产将来都给他的儿子都没问题，我就想让他现在有点主动权，可我觉得他现在就是只听他儿子的，所以我都不想待在这个家里了。

张医生：我知道你现在一定是这样的感受，但有的时候环境改变之后就会有变化，你得与先生谈你的想法、你的焦虑、对孩子的影响和你的解决方式，而且宜速不宜迟，让他知道这样拖下去的结果是孩子、老婆，包括他自己都很不满意，再不尽快解决与孩子同住和经济的问题，就会把这个家庭毁掉。毕竟你们之间有很深的感情基础，没有不可调和的根本利益的冲突，都是原来没有解决完的问题带来的冲突，不是你俩之间产生的新冲突。首先你们夫妻的想法得一致，他再去和儿子谈，这个三角关系的核心人物是你先生。把这两件核心的问题解决掉，后面关于你的身体健康的问题、孩子的问题，还有工作的问题就都好解决了。你把这些事情的顺序摆清楚，人在情绪不稳定的时候容易混乱，不利于解决问题。我这样分析你都清楚了吗？

来访者：基本上大的方向我都清楚了，具体上还得我们自己去谈，去做。我现在有个困惑就是，你说我不在乎先生的财产吗？说心里话我也有点在乎，但我自己又什么都有，也不需要这些东西，可就是心理上不平衡。还有就是他儿子和媳妇在家里的一些做法我也接受不了，我不知道在心理上怎么来应付这些现象。比如说大家都在家里看电视，媳妇就会把脚放在茶几上,面对这样的情况我该怎么应对,怎么控制?我不想在这个家待下去了。

张医生:你的感受可以理解,关于财产的问题,我觉得是公正公平的问题,不是你贪小。因为你自己是有财产的,为什么要嫁给一个结婚之后变得身无分文的人呢?而且还是这种情况下的身无分文。所以不要自责自己贪钱,这是合理的想法。关于媳妇的做法,我觉得短期内可视而不见了,长期咱们刚才不是讨论过吗?解决根本问题就不会有这些问题了。有的时候她是不经意的,但成人之间的矛盾和问题比较多。如果这个人是你丈夫,你就不会不舒服,但因为是你的小辈,你就接受不了。所以这个时候就想你是"有期徒刑"还是"无期徒刑",如果你发现自己是"有期徒刑",心情就会好很多,你想"我最多就在这儿几个月,大不了我进自己的房间不看你就好了"。如果是"无期徒刑"就很麻烦了。所以你需要和先生设定时间表,把主要精力放在解决根本问题上,不要纠缠在各个症状上,否则你的生活将每天都有战争。

来访者:明白了,您说得非常好,谢谢您!

二、过往成功经验

咨询师总是相信在另一个时间、地点、条件下,来访者曾经有能力缓解症状或解决问题,即相信来访者拥有过往的成功经验,这是焦点解决短程治疗咨询师的信仰之一。

来访者自身拥有成功的潜力,但是别人甚至来访者自己并不知道这一点,把关注点放在来访者"成功的潜力"上,就相当于给了来访者信心,让他们知道自己拥有解决问题的能力。

【示范】

来访者为中年男性,高中学历,自营生意。3年多以来因工作压力,总感觉有气冲到头顶、胃肠功能紊乱、大便不正常,反复到医院检查后也未查出问题,感觉困惑和怀疑,前来咨询。

来访者:我这段时间工作特别紧张,跟朋友一起做生意受了点冤枉,生了闷气,总感觉有一股气在头顶上,然后身体就不太好了,胃肠功能紊乱,大便也不好。我就经常去医院检查,检查来检查去,也没有什么毛病。

……………………

张医生：那你过去做没做过什么事能让自己感到很放松？有没有什么时候感觉好一点？

来访者：时好时坏。

张医生：好的时候都做了什么？是工作压力小，还是你进行了体育锻炼什么的？

来访者：体育锻炼。

张医生：哪种体育锻炼能使你放松？

来访者：太极拳、养生功。

张医生：养生功也是一种体育锻炼吗？

来访者：对，是锻炼。我之前吃过中药，但是有副作用。

张医生：你这个疾病有专门治疗它的西药。中药和西药不可同时使用，因为有药物反应，中药可能会干扰西药的治疗；保健品不能起到治疗效果，还可能混淆药效，起相反的作用，所以用药一定要和专业的医生讨论，不可胡乱用药。

来访者：嗯，我还吃过抗焦虑的药。

张医生：记得名字吗？

来访者：劳拉西泮①。

张医生：吃了几毫克？

来访者：0.25 毫克。

张医生：吃了多长时间？

来访者：偶尔吃一次。

张医生：这个药是用对了，但是剂量和疗程有问题，剂量太小、疗程太短，一般除了老年人，起步量都是 0.5 毫克，还需要用药半年以上，否则起不到治疗的效果，我之后和你的医生再具体讨论一下。我现在听清楚你的疾病了，你的症状更像是疑病症，这个疾病和你的焦虑有关，因为你现在属于二次创业阶段，很不稳定，压力比较大。十几年前创业，那时候你还比较年轻，抗压能力比较强，现在人到中年，第二次创业对你的身体冲击很大，就有了疾病。但是不用担心，这个疾病是可以治的，你刚才说的脑袋上有股气、肠胃不好、睡完觉不舒服等都是焦虑的症状。有两种治疗方法，一个是药物

---

① 劳拉西泮：本品为苯二氮卓类抗焦虑药，其作用与地西泮相似，但抗焦虑作用较地西泮强，诱导入睡作用明显。在推荐剂量应用下，本品的药理作用来自边缘系统，它的效力优于其他苯二氮卓类化合物。

治疗,之后你可以和你的医生再去讨论用药的事情。第二,从过去的方法里找到有效的方法,就像你刚才讲的太极拳、养生功,可以坚持做,但是注意不要乱吃药、补品。这两种方法结合起来效果会比较好。另外你在做生意方面得抓紧进入到下一个阶段,具体的方法你可以和生意上的伙伴多交流。你的生意一旦进入守业阶段,压力小了,焦虑自然就会降低。

三、例外

例外,是史蒂夫与茵素最伟大的发现之一,无论来访者如何描述,来访者的问题并非始终存在,一定存在例外。

所谓例外,就是问题并未发生或是问题得以解决的情况,只是还没有得到系统地解决,需要咨询师帮助来访者构建解决方案,这些方案在来访者的身上、在历史过程中可能已经存在。因此,焦点解决短程治疗咨询师总是积极寻找例外。关注例外,就是要详细了解是谁、什么时间、在什么地方、做了什么正确的事情。当例外情况很多时,要围绕来访者最希望达到的愿景来询问例外。

例外的重要性在于:为咨询师寻找解决方案提供了新的思路。然而,在埃里克森之前的传统治疗师们,专注于寻找来访者与理论模型的不同之处,由于这种方向性的错误,他们都未能在例外中提炼出规律。

例外的意义,并不在于症状是否出现,而是提供治疗学的思路。在咨询中运用这种思路与来访者对话,就是聚焦于解决、寻找解决答案的对话方式(Solution Focused)。咨询师的职业,要求我们必须学会这种有效的对话方式。这样的对话可以起到两个作用:一是详细了解来访者是怎样做到的;二是给来访者参与的机会,帮助来访者自己找到解决方案。普遍的心理学规律证明,越是主动参与的人,咨询效果越好,但不能盲目夸大这个作用,来访者并不知道所有的答案,咨询师要掌握好平衡。

【示范】

> 咨客为50多岁的女性,近3个月出现易怒、烦躁、夜间盗汗、失眠的症状。看过内科和妇产科医生,怀疑是更年期综合征,但没有确诊,也没有得到有效治疗,前来咨询。

来访者:你好,张医生!我最近两三个月来特别烦躁,有时候烦得我都觉得活着没什么意思,夜间盗汗,睡不好觉,也不愿听别人说话,特别烦躁。

··········

张医生：听上去近期你的家庭生活、情感生活以及健康状况都没有发生重大变故。但月经出现不规律的情况，你的年龄正是出现更年期问题的早期。所以，根据临床症状判断，我基本上同意你的这些症状是更年期综合征，并且伴有心理和精神系统的表现。但你还是要找妇产科医生通过化验体内雌激素和孕激素的分泌水平，最终得以确诊是否是更年期综合征。如果确诊的话，医生会用激素替代疗法进行治疗。另外，保证充足的睡眠也很重要。近三个月来你有没有哪天是睡得比较好的，比如有人白天疲惫晚上就容易入睡？

来访者：没有，我平时累了反而会睡不着。

张医生：以前有没有通过运动可以让你出汗之后，感觉浑身比较舒服？晚上睡得比较好？

来访者：对，的确是运动之后感觉身上挺舒服的。

张医生：还有没有什么事情可以让你感到放松？

来访者：以前我还比较喜欢听听音乐，感觉心情比较放松。

张医生：除了医生给你的药物治疗，你自己还需要做两件事。第一，多做能让你心情放松的事情。你刚才提到运动能让你身体感觉舒服、放松一些，之前喜欢什么运动就再继续多做。还有像听音乐、唱歌之类的兴趣爱好，也要多做，这些都可以让你的心情保持放松。第二，情绪好转后，调整睡眠。其实更年期症状和睡眠是相互影响的，症状好转后，睡眠就会好转。相反，如果睡得不好，症状也会加重。

四、赞美

任何来访者都存在自己的优点，焦点解决短程治疗咨询师会基于现实、基于客观，给予来访者赞美、表扬以及正性的支持与鼓励，要注意避免无用的、与治疗无关的赞美，要实事求是、有的放矢、自然流露。即使在特殊情况下，出于咨询的需要，焦点解决短程治疗咨询师必须给予来访者"夸张"的赞美，那么"夸张"的成分也不能超过 10%，另外 90% 仍然必须是"事实"。

【示范】

来访者为 40 岁左右的中年女性，大学学历，结婚多年，有个儿子。近期，丈夫突然提出分开的想法，来访者大受打击，影响了正常的生活，因而求助于心理咨询。

来访者：他说我们"门不当户不对"。因为我俩的情况是我的收入比他高，家境也比他好，我俩当初结合的时候，除了我们俩以外，其他人都反对，等于是四面楚歌。但是他后来去了外地，工作、收入都比之前要好，他觉得在那里能找到自己的价值吧。现在的矛盾就是，他不想回来，而我想让他回来。说来就是，他对金钱和物质的追求，胜过对家庭的渴望，我是对那些东西不太在乎的，我觉得家庭生活幸福比什么都重要，所以我很渴望他能回来。我俩详细地谈过，他说既然两人生活目标不一样，就没法生活在一起。而且他的意思是，他什么都不要，净身出户，孩子也由我来抚养，他说他会付抚养费。他说这里不是他的家，不适合他这样的人生活，他过不下去了。

....

来访者：我觉得他特别好的地方就是，我不同意离婚，他从来都没有跟我出现过争吵或是谩骂的情况。

张医生：这是好事，但是这么耗下去，时间长了人就容易爆发，你的青春也耗没了，孩子也受影响了。

来访者：他还比我小几岁。

张医生：哦，这种情况有可能他不怕耗，你也不怕耗吗？

来访者：我当然怕耗啊。

张医生：对啊，这都是问题，早晚得解决。最后的决定肯定你拿主意，不是咨询师给你拿主意。但是你有一个优点，就是你现在除了婚姻这个事情，其他的都很好，有利于你解决问题。第一，你有非常好的家庭支持系统。第二，你受过高等教育，经济条件比较好，挣钱也比他多，就已经证明了你有自己生存的能力，不属于那种没有男人养你就活不下去的情况，这个非常好。第三，你还是属于比较年轻的时候，三十而立，四十而不惑，你现在就是稍微有点婚姻方面的疑惑。

来访者：我现在就有衰老的恐惧。

张医生：一般到这个年龄都会有这样的想法，我也是 40 岁以上的人，大概能理解你的心情。但是你拥有刚才我们说的那些好的资源，没有气糊涂，有些人在这个时候就完全不知道自己该干什么了。你一直保持着清醒,一直在维持工作,小孩照样带,还在积极寻找治疗。你的脑袋一直都很清醒,很多女人一到这时候会情绪化。

来访者:谢谢!

五、非知(未知)

非知,不是无知,而是一种意境、一种心态,是任何咨询流派都需要的心态。焦点解决短程治疗咨询师相信来访者的话,倾向于与来访者直接地对话,而不总是强势地或过多地向来访者施加自己的解释。

我们在过去的学习过程中往往是先学规律,后学特例。大多数情况下,规律都是正确的,在掌握了规律性的知识后,既不能生搬硬套,也不能用特例代替普遍规律,一切应以临床实践为主。非知技术,就是将之前学到的规律置之度外,集中精力研究来访者的问题,这么做是反直觉的。凡是反直觉的能力,除了少部分的天赋,更需要后天艰苦的训练。咨询师可以根据自己掌握的规律和以往的经验,对来访者的问题有一个印象或判断,但不能先入为主地下结论,要给来访者机会从他自己的角度解释问题,在已知与非知之间找到平衡。

人们普遍认为咨询是专家主导的系统。"好为人师者"特别习惯将自己的解释和观点强加给别人,而咨询是咨询师与来访者相互协作的过程。咨询师可以在讨论建议的过程中,影响来访者、引导来访者解除困扰,但不是改变来访者的世界观。所以,选择了咨询这个专业,在咨询中就必须多元、必须中立。出于对咨询师的尊重和信任,大多数来访者认为咨询师是万能的,绝对可以解决自己的问题。然而,来访者往往不知道自己身上就具备解决之道,只不过不够系统和全面,正如从例外中找到解决之道,而不是咨询师拥有所有的解决办法。所以,咨询师需要耐心、仔细、认真地倾听,保持非知的心态和智慧,并把关注点集中在来访者本身可能找到的解决方案上,不能总是直接给来访者答案,避免来访者产生依赖。

经验证明,源于非知心态的询问,才能使来访者感到被尊重、被理解,才能减少来访者的阻抗,才能充分收集信息;也只有当来访者感到被接纳、被支持时,才会听从咨询师的建议。咨询师如果将自己的观点强加给来访者,就违背了尊重的原则。此时,任何建议都无济于事。

具备良好倾听能力的咨询师，会给予来访者充足的时间，来访者讲述的内容至少要占整个咨询的一半或更多。关于这一点，同样不能绝对化，面对擅讲的、躁狂的来访者要学会如何制止，如何允许来访者适度宣泄；面对不善言辞的来访者要学会如何鼓励。另一个干扰倾听的因素是咨询师思考自己关注的问题，干扰自己，而非全神贯注地倾听。总之，咨询师要用非知的心态、非知的感受，收集有效的信息，提供解决方案。

【示范】

> 来访者为一位中年女性，目前面临三方面的压力：一是，孩子学习不能集中注意力；二是，重组家庭带来的内部矛盾；三是，工作问题，不知道是否要辞职回家做全职主妇。来访者不知道该如何处理和平衡这些问题，前来咨询。

张医生：你好！我是张医生，请说说你的困扰吧。

来访者：我这个人脾气急，比较火爆。首先我和孩子有比较大的矛盾，因为从他很小的时候，我就单身一个人带他，这样的家庭环境可能对他也有影响，现在他学习不能集中注意力，这让我很着急，也很生气。还有我的家庭问题，我是后来嫁给现任老公的，他也有个孩子，这个压力也非常大。还有一点就是我的工作非常忙。搞得我现在又想辞掉工作，又想好好教育孩子，又想怎么能把家里的一些事情摆平，所以我现在都闷得不得了。

张医生：你刚才提到，孩子你从很小就一个人带，现在孩子多大了？

来访者：读初中。

张医生：这个孩子是与现在的爱人生的还是与前夫？

来访者：和前夫的。

张医生：除了这个孩子，家里还有一个孩子对吗？

来访者：对的，是现在老公的孩子，已经结婚了，和我们合住在一起。

张医生：看来是一个各自带一个孩子而重组的家庭。刚才你提到，第一是孩子学习注意力不能集中的问题，第二是重组家庭面临的一些内部矛盾，第三是你的工作问题，你甚至要考虑回家专职做母亲、太太。那这些困扰你今天想解决哪一个？

来访者：我觉得家庭和孩子是主要的。但是我的压力是三方面的，我感觉自己快要崩溃了。

张医生：看起来你主要的压力源来自于家庭,如果家庭的问题解决好了,你的工作也会好一些,是这样吗?

来访者：对对,是这样的。

张医生：那你讲讲家庭的压力主要是哪方面最重呢?

来访者：家庭这方面,老公对我和孩子都挺好的,如果我们三个人在一起的话,氛围挺好的。我们以前是老朋友,认识很多年了,后来他前妻去世了,我们等到他的儿子结婚后才结婚。他有一套比较大的房子,给他儿子结婚用了。原计划我俩再一起合买一套房子,我甚至已经卖掉自己的一套房子准备和他买房,后来房价上涨,没有买成,我们只好在外面租房。但租房的花销过大,我建议搬回他的大房子,和他儿子一起住。他担心我们和他儿子有矛盾,但我觉得大家都上过大学,都有相应的涵养,不至于矛盾重重。搬回去后,整个家里我的工作最忙,但我每天要洗衣服做饭,就为了能营造一个好的家庭环境。即使如此他儿子、儿媳还不愿意,经常对着我的儿子说一些类似于没有他爸,我们娘俩连顿热乎饭都吃不上的话,我要求搬回来是想给我儿子一个完整的家,但他们这样做我觉得反而对我儿子不利,尽管孩子很想回家,但我也很无奈地让孩子去住校了,而且孩子现在还有多动的情况,我又不想让他吃药,所以非常担心。他们时不时地找茬,故意做出一些事情让我感觉这个家和我没关系。

六、量尺

量尺,不是标准化的测量问卷,而是来访者自评的测量工具,用来主观评定自己的状态。量尺上1—10分所代表的意义,要向来访者解释清楚,一般是用分数的增减,来表示状态的变化。

使用量尺时要注意两点：一是要符合人们的思维习惯,一般低分代表症状少、轻,高分代表症状多、重,以防混淆来访者的思路;二是对同一病人、同一症状使用时,标准不能改变,以便对比。比如,对于抑郁症,可以用1代表没有抑郁,10代表最抑郁的情况;而对于躁狂病人,则习惯用1代表不躁狂,10代表最躁狂的状态。总之,使用量尺问题的关键在于对量尺两端的意义作清晰、明确的界定。

【示范】

> 来访者为30多岁的男性,目前在国内某一线城市工作,近一年来感觉这座城市的喧嚣,快节奏及工作压力,使他身心俱疲,不想继续留在这里,但又不知道哪里适合自己,感到困惑。

来访者:我现在国内某一线城市工作,感觉压力特别大,非常累,每天都要不停地考虑工作上的事情,这种压力让我想离开这座城市,但又不知道哪里适合我,所以非常困惑。

…………

来访者:您刚才说的做记录具体要怎么做?

张医生:每天将自己的情绪状态打分,感觉最累、身心俱疲时打十分,并记录当天做了什么;心情非常好,一点儿压力和困扰都没有的情况打零分,记录这天又做了什么。至少要坚持记录两个月,最好是半年到一年,然后找咨询师来一起分析你的这份记录,寻找规律,五分以下和以上的时候分别做了什么,再调整你的行为。这份分析报告就相当于治疗你职业倦怠的药物,让你从身心俱疲、缺乏奋斗精神和动力的状态中走出来。

七、 鼓励来访者多用有效的方法

咨询师布置给来访者的任务,对来访者而言就是问题的解决方案,就像一道桥梁将治疗室内的对话,与来访者在治疗室外的现实生活相连接。因此,在设计任务时要注意咨询室内讨论的事情,在现实生活中必须存在。

焦点解决短程治疗咨询师会从来访者过去的经验中发现一些能够有效解决来访者问题的方法,并且鼓励来访者多用这些有效的方法,因为这是来访者曾经做到过的,而且今后最有可能做到的事情。

【示范】

> 来访者为20多岁的男性,中层管理者,负责一所学校的行政管理和学生的安全工作。近期在一位学生的出走事件后,他总是感到害怕,晚上睡觉会突然醒来,感觉心里压一块大石头,不能长时间睡眠,不知该如何消除这种状态。

来访者：我今年二十多岁，在一家咨询机构做中层管理，现在我负责我们这里一所学校的行政管理事宜，包括学生的安全问题。我们这里的学生都是住宿的，有个孩子和家里有很多矛盾，被家长强行安排在这里住校，结果一天晚上跑了。虽然后来我们把他找回来了，但是从这件事之后我就特别害怕，这两天晚上睡觉会突然醒来，不能长时间睡眠，总感觉心里有块大石头压得我喘不过气，我不知道这种状态怎么能消除掉。

⋯⋯⋯⋯⋯⋯

张医生：我觉得像你这样诚实，有了问题及时解决，并有意愿改进的员工，一般好的经理都会觉得你是高素质的，毕竟谁都有犯错的时候。还有一点我想知道，你现在二十几岁，在之前你有过受到惊吓会失眠的经历吗？比如考试或别的事情。

来访者：以前也有过失眠，可能是因为工作压力比较大，需要安排的事情比较多，晚上脑子就像过电影一样，把每天需要安排的事情在脑子里过一遍，那时候就出现了短时间的睡眠，不能进入深度睡眠。

张医生：也就是和现在的情况一样，两三天睡不好觉的经历过去也有过，对吗？不一定是同一个原因了。

来访者：对。

张医生：那个时候你是怎么处理的，后来又睡好了？

来访者：可能是适应了吧，慢慢地用时间来适应这种压力，觉得工作能力在慢慢提高，处理事情也能更得心应手一些了，可能就不用再那么费劲地去想工作的事情了。

张医生：那个时候就是觉得自己能够胜任工作了，所以焦虑降低了，你就睡好了，是吗？有没有试过像锻炼身体、听音乐等其他的办法？

来访者：是的。因为我原来是运动员，每天都会活动活动，做一些运动。

张医生：运动后会帮助你睡眠吗？

来访者：每天的运动量不会很大，原来我经常运动，已经适应了高强度的运动，现在和孩子们一起我只是热身的状态，都达不到锻炼的程度。

张医生：那达到锻炼的状况你休息得好呢？还是达到热身的状态你的休息好？

来访者：应该是达到锻炼的程度休息会好一些。

张医生：现在看起来有两个方法可以试试。第一，你说当你工作特别胜任，知道自己能做什么、不能做什么的时候，你就不焦虑了，这样就可以睡得好。因为看起来你是个责任心比较强的人，有什么事你担心自己做不好时就会睡不好，一旦能胜任就会好。第二，你运动的强度达到一定程度的时候能帮助你休息。在过去，这两种方法好像比较适合你，对吗？

来访者：对。

张医生：现在这两件事你都可以做，第一，你可以和你的经理谈谈，总结一下这次小孩为什么能在逃生窗口出走，讨论过去所没有想到的地方。俗话说"道高一尺魔高一丈"，我这样的比喻不一定恰当，但我们的工作一定是有了别人利用的漏洞后，才发现有漏洞，事先是没有办法想全的。那就和经理讨论一下如何改进这个工作的程序，布置一下周围的可控因素，防止下一个孩子利用同一个方法逃掉，把这件事处理好了，你心里就像一块石头落了地。因为你觉得这件事可以胜任了，原来不知道，就会担心这件事下次还会在你的监管之下发生。和经理讨论好之后，你就放心了，焦虑也减少了，才能够睡好觉。第二，与其你每天在那儿来回想这件事，还不如想办法挤出时间增加运动量，找机会把运动的强度增加，和孩子们在一起不能达到想要的强度，只好找时间自己锻炼，尤其在最近这段睡不好的时间里。如果这两件事结合起来都做好，我觉得能帮你渡过这段暂时的难关。这样综合起来，你试一两周后，再看看你的睡眠是不是有所改善，好吗？

来访者：嗯，好的，谢谢你！

第七章　动机面询技术

20 世纪 80 年代，美国心理学博士米勒等人发现来访者拒绝改变是因为自身存在着阻抗，并且将人的"改变"过程分为若干个阶段，此疗法侧重于破除来访者的阻抗，激发来访者"改变"的动力，因而被称为动机面询技术。

动机面询技术最初被设计使用的主要目的并不是治疗，而是为了减少来访者的阻抗，促成来访者的改变，后来才逐步发展成为一种间接的治疗工具。现代医学是一个开放的系统，总是能够与时俱进，因此，虽然动机面询仅有二三十年的历史，但已经被整合到现代医学体系之中。

第一节　动机面询的理论基础

一、改变的困难之处

如果想要深刻了解动机面询的理念，首先要思考一个问题：为什么人们作出改变会如此困难？第一，一个改变往往涉及一系列的行为，因而比较困难。第二，人们不愿意改变，往往不是因为缺乏知识，正如人人都知道吸烟有害健康，但仍然有许多人在吸烟，可见，仅仅具备知识是远远不够的。第三，陋习，也是一种习惯，同样具有惯性，破坏惯性通常比较困难。第四，人们不改变的后果往往不是非常严重，或者不是即时发生的，导致人们缺乏立刻作出改变的动力。第五，生活方式日益加快，人们容易变得"急功近利"，不愿意通过长期的努力来促成改变。

二、改变的阶段

动机面询认为人的改变可以分为几个阶段："现状"阶段、"犹豫不决"阶段、"承诺"阶段、"尝试改变"阶段、"新现状"阶段。因此，需要了解来访者目前正处于改变的哪个阶段，只有针对不同的阶段给出具体化的建议才会有效。也就是说,咨询师不能走在来访者前面,需要与来访者处于同一个阶段,不能急于推进咨询进程,要先了解来访者正处于哪一种状态,再帮助来访者进入下一阶段才会比较容易。具体而言,咨询师需要让来访者自己意识到为什么改变是重要的,而不是咨询师认为改变是重要的;帮助来访者分析哪些改变在生活中是可行的,哪些是不可行的;来访者还能作出哪些更多的改变,以实现目标,等等。

三、 动机面询的理论假设

行为科学家发现,人们自己找出理由说服自己去改变,效果往往好于别人给予他的理由,这就是动机面询的理论假设。

四、 动机面询的精髓

传统的、带有教育性质的咨询中,咨询师占据主导地位。动机面询则认为来访者需要为自己的改变负责任,咨询师与来访者是合作关系,而不是对立的关系,所以应该尽量避免教育来访者。

五、 动机面询的四项基本原则

原则一,咨询师必须具备强烈的共情能力。原则二,咨询师需要找出来访者现状中不一致的地方,即目标与行为不一致的地方,将不一致引申为矛盾点,引起来访者的思考。原则三,遇到来访者的阻抗时,咨询师要学会"顺势",不能责备来访者,否则会激起来访者更强烈的阻抗。原则四,咨询师要善于增加来访者的自我效能,比喻而言,来访者就像是船长,而咨询师只是舵手。

第二节 动机面询的三种常用技术

一、 跟随、引导与指导技术

人与人之间普通的沟通方式有三种模式:一是倾听(listening),二是询问(asking),三是建议(informing)。

相对于普通人的沟通模式,在专业的健康咨询领域,动机面询技术的专家发现三种常用的技术:其一是跟随(following),即跟着来访者自己的表达,这种技术中倾听的成分最多,询问的成分适中,建议的成分最少。其二是引导(guiding),即让来访者自己发现如何去做,这种技术中倾听、询问和建议是相对平衡、齐头并进的。其三是指导(directing),即直接指导来访者如何去做,指导技术中倾听的成分最少,询问的成分居中,建议的成分最多。

总之,跟随、引导、指导这三种技术就是动机面询的基础,与普通人之间的询问、倾听、建议不同,它们需要通过专业、系统的训练才能获得。

二、 咨询中运用动机面询技术的三个阶段

在心理咨询的过程中,心理咨询师该如何运用这三种专业技术呢?下面以一个真实来访者的婚恋困扰为例,从动机面询的角度将此案例的完整咨询过程分解为跟随、引导、指导这三个阶段,分别示范这三种技术在咨询实践中的具体运用。

案例《她用年轻抢走了我的丈夫》背景资科如下。

来访者是位四十岁出头的女士,与丈夫共同奋斗白手起家,创造了很好的物质基础,两人还有个十几岁的孩子。但这个家庭并不幸福,丈夫已经搬出属于自己的家庭,与另一位大学毕业不久的年轻女孩生活在一起,并且要与来访者离婚,与那个女孩结婚。来访者认为那个女孩是个贪图金钱、寻求安逸的人,是破坏自己婚姻的罪魁祸首,想到自己辛辛苦苦赚来的钱即将有一部分落入那个女人的手里,来访者觉得不甘心,坚决不同意离婚。但来访者也知道总这么拖下去也不是办法,只是无法解开这个心结,甚至想要控告丈夫和那个女人重婚罪,前来寻求咨询的帮助。

1. 跟随阶段

通常,咨询可以从跟随技术开始,如咨询师可以用"讲讲你的困扰吧"作为咨询的开场,相当于带领来访者进入舞池。

【示范】

张医生:你好,我是张医生,请讲讲你的困扰吧!

来访者:你好!我的困扰就是要不要离婚。我丈夫对我已经没有感情

了,我对他应该还有感情,但只要见到他就会想起对他的很多不满,觉得不能再和这样的人生活了。他已经和一个女孩儿在一起了,打算和我离婚后就和那个女孩儿结婚。但是当初他说这个女孩儿从小没有父亲,很渴望父爱,他们只会保持现在的状态,永远不会和我离婚的。所以,每当他提出离婚时,我就说他当初承诺不和我离婚的,我也从来没有要离婚的心理准备。其实,我知道要让他回心转意几乎是不可能的,但我就是不甘心,这么容易让那个女孩儿占有他的一切,让我的孩子这么长时间没有父爱,岂不是太便宜她了?

张医生:为什么说是便宜她了呢?

来访者:因为那个女孩儿大学毕业后连住的地方都没有,而我丈夫经济条件好,在事业上能帮助她,她就靠着我丈夫拥有现在的一切。认识的人都说他们不能长久,我也不知道他们能否长久,但她跟着我丈夫会更有好处,因为即便以后她翅膀硬了,自己出去闯也依然会有困难。

2. 引导阶段

第二步运用引导技术,相当于带领来访者在舞池中跳舞。通过这两种技术,通常能够完成对来访者基本的评估和诊断。

【示范】

张医生:现在我听明白的是你丈夫事业比较成功,经济条件好,与一个年轻女孩儿是同居关系,并准备谈婚论嫁。而你自己带着孩子生活,坚持不离婚或者不愿意离婚,我想了解不离婚对你有什么好处呢?

来访者:刚开始的时候是因为孩子太小了,觉得她很可怜,没有心情与其他人交往,也舍不得孩子。后来孩子慢慢长大了,也有机会接触一些人,发现他们都没有我丈夫优秀,而且有这样或那样的缺点,使我发现其实所有的男人都一样,如果我能容忍这些人,为什么不能容忍我丈夫?

张医生:现在的情况并非哪个男人更能让你容忍,而是你的丈夫已经决定与别人谈婚论嫁了,你现在的做法等于把自己的感情也束缚了。同样是有缺点的两个男人,其中一个男人能与你谈情说爱、谈婚论嫁,而你的丈夫却不能,即便有婚姻也是有名无实,所以他们并不具有可比性。现在不是你丈夫和这些男人相比,谁的优点多还是缺点多,这完全是两回事。你有权利选择未来是否再婚,但如果选择再婚的话,你得具备与别人谈婚论嫁的条件,有婚姻的情况下别人怎么和你结婚呢?你的丈夫就是因为没有离婚才不能与那个女孩子结婚,这是在法律上对他的束缚,反过来也同样束缚了你,对吗?

来访者:对,但是我不一定非要结婚。

张医生:你与别人谈恋爱也会有障碍,因为大多数男士不愿意与有丈夫、有孩子的女士恋爱。听上去你已经超过四十岁了,对吗?

来访者:对的。

张医生:一般情况下,男士如果想找个女人结婚生孩子,大多会选择35岁以内的,因为女人在生育方面的生理原因。对于一个大于35岁的女人来说,年龄每增长5岁,择偶的难度也会随之增加,在婚姻或感情中所能享受的东西也会越来越少,到最后就是为了找个伴儿,也就是我们所说的夕阳红。反过来看的话,女人的年龄越小机会越多,可以享受的东西也会越多。而你在坚持等待的过程中,的确暂时为你丈夫的再婚设置了障碍,但同时你也逐渐将自己推到下一个年龄阶段,让自己未来恋爱结婚的机会变得越来越小。另外,对于孩子来说,这样的家庭模式是正常的吗?

来访者:我知道不正常,对孩子也没有什么好处,这也是我比较担心的地方。

张医生:如果这是单亲家庭的话,在法律上你们还是夫妻;如果是双亲家庭的话,父母不在一起生活,并且父亲已经与别人考虑谈婚论嫁。这样日积月累的让孩子夹在父母中间,会给孩子带来很大的困扰和负面影响,会使她以后无法相信婚姻。

来访者:我明白,之前的确没想这么多。

张医生:最后,你刚才提到丈夫的经济条件不错,你们的婚姻这么久了,还有个孩子,在法律上你毫无疑问地可以拥有一定经济上的保障,但同居关系就不一定了,不受法律保护。你有没有想过到了一定年龄段的时候,钱多钱少的差别都不会很大了? 所以,在这过程中我看到了你为自己和丈夫的再婚设置了障碍,损失了一些青春和快乐,为孩子的身心发展带来一些阴影,除此之外我没有看明白你这样做的最终目的是什么? 难道就是为了达到永远不离婚的目标吗? 按理说这是不能实现的,只能暂时设置离婚的障碍。如果对方打定主意要离婚,你是无法控制的,单方面也可以离婚,因为在法律上一个公民是不能控制另一个公民的婚姻的。目前你之所以能够暂时实现不离婚,可能你丈夫比较犹豫,感觉对不起你和孩子等等,但你的出路在哪里呢? 是你再这样坚持等几年他会重新回归家庭,忘掉过去,与你和好如初吗? 否则这样拖下去,从长远来看对你有什么好处吗?

来访者:没有,可我就是咽不下这口气,心有不甘。

张医生：我能看出来你在和丈夫较劲，但实际上你的做法更多的是和自己、和孩子较劲。我们做任何事情的时候在理性角度上来看，总是要达到一个目的，除非是被什么事情气昏头脑了，完全被情感控制。听上去你现在是个不快乐的人，总是觉得不甘心，认为让那个女孩占了便宜。咨询师站在中立的角度来看，那个女孩也不是什么都没有付出，对吗？

来访者：为什么这么说？

咨询师：她也付出了青春，付出了名誉，找个比自己年龄大很多的人，被大家指桑骂槐等等。你的丈夫在这里也有付出，每个人在互动的过程中都在付出代价，包括你的孩子，只是代价不一样。的确在这个关系里你是无过错方，但这只能在法庭上给你更多补偿。我们常常讲身教重于言教，你的孩子在这样的家庭环境下，以后很有可能会不再信任婚姻，还有可能被你的想法所影响，认为这个世界上没有好男人，所以这样解决问题的方式并不是很理智。目前你仍然带着怨恨沉浸在这件事的阴影中，有这些想法我能理解，问题是你打算这样到什么时候呢？只要你愿意，这件事一定有更好的解决办法，在你自己还有机会有更多的选择之前。如果你非要在55岁之后再解决，就相当于失去了自己的全部青春，相当于用自己一辈子的青春去证明别人的过错，为什么呢？不这样做，所有人也都知道他有错，你没有错，对吗？

来访者：对。

张医生：现在你已经失去很多了，再这样拖下去只能失去更多。这件事无非就是这么几个解决方案，要么破镜重圆，要么一刀两断，或者是像你这样拖着。无论选择哪一种解决方式都要尽量保护好自己的利益。在我看来，这几个选择中"拖"是最不好的结局，因为会给每个人带来很大的伤害，生活中的很多事都是由怨生恨，时间长了你会变得充满仇恨。但拖到什么时候要依据每个人的承受能力来定，什么时候想明白了就会知道怎么办了。你自己有没有个大概的时间表，想要拖到什么时候？

来访者：没有，你说我起诉他们重婚罪，怎么样？

张医生：我们先不讲在法律上你起诉他们重婚罪能否成功，这样做你要达到什么目的呢？把他俩都送进监狱，让他们身败名裂？有一天孩子发现是妈妈把爸爸送进了监狱，她会什么感受？这么做除了能让你得到情绪上的宣泄之外，还能得到什么好处吗？

来访者：还有就是我们之间的全部财产都归我女儿。因为那个女孩子不就是想要我丈夫的财产吗？如果我离婚的话，肯定要划分财产的，划分出去的财产不就等于给她了吗？

张医生：怎么是给她了呢？为什么不是她通过自己的努力挣来的呢？只是你俩的努力方式不一样，但她的这些也不是白来的。另外，你和丈夫离婚并不代表孩子要和他父亲断绝关系，如果他们以后经济状况更好的话，未来你的孩子也可以继承更多的财产。

来访者：现在的财产是我俩一起创造的，应该属于我们的孩子。他们要在一起的话，应该他们自己去挣。

张医生：这些在法律上应该会有相应的办法，据我了解，假如你们之间有 100 万共同财产，你至少可以得到 50 万以上，因为孩子在你这边，即便他现在和另一个女孩在一起，你们仍然是法律上的夫妻关系，他的财产也属于你们夫妻之间的共同财产。这样做还没有毁掉你的丈夫，按照你刚才的说法，如果他俩都进了监狱，身败名裂，工作也都失去了，那以后还有男人敢与你恋爱、结婚吗？作为你的孩子，发现自己的父亲在监狱里出来后生活得很糟糕时，她不一定会埋怨你，但她会快乐吗？如果你的生活一直充斥着嫉妒和仇恨，你自己会快乐吗？所以，在这件事里你是为了自己和孩子的利益去争，而不是为了让另一个女人得不到去争。一个女人拥有了宽容、理解和大度是她美丽和魅力的一部分，拥有嫉妒、抱怨和仇恨就是不可爱的部分，拥有魅力越多的人越容易吸引他人。

来访者：可我现在就是解不开这个疙瘩，其实我自己挣的钱和我丈夫留在我名下的财产已经足够我孩子的生活了，但我觉得那个女孩子就是为了贪图钱和安逸才做出这样的事情。

张医生：我们刚才一直讨论如何解开这个疙瘩，但你听不进去，我能理解这不是马上就能接受的问题，但未来如果你愿意按照这个思路去考虑这个问题，总会想明白的。你现在总是把所有的责任都放在那个女孩身上，认为那个女孩是如何的坏，但实际上是这样吗？你的丈夫事业成功，年龄应该至少比那个女孩大十几岁，一个既成熟又成功的男人和一个年轻小女孩在一起时，你觉得是成熟的人对了，年轻的人错了，这样的逻辑说得通吗？

来访者：如果我把钱给我丈夫的话，不就是纵容了那个女人吗？

3. 指导阶段

第三步是对来访者作出指导。当然，每一个步骤都会涉及询问、倾听和建议这三种具体模式。

【示范】

张医生：你现在依然纠结这个问题，我知道你很难过，站在你的角度这件事的确很难接受，但是这样想问题你就会变得充满抱怨和仇恨，你也没办法解开这个疙瘩。在这个过程中你只需要争取你应该得到的东西，属于你丈夫的财产应该由他自己支配，他愿意给谁就给谁，给他父母、兄弟姐妹或者那个女孩，都和你没有关系。你现在总是纠结于那个女孩的过错，听说过有句话叫"苍蝇不叮无缝的蛋"吗？他俩的问题更多的在于成熟的人的错，而你执着地认为是年轻人的错，已经没有公平可言了。实际上一个女人才刚刚四十出头，经济状况很好，还有个女儿，如果把女儿培养好，你还有至少20多年的好日子要享受。但如果你选择以现在的状态生活，总是充满仇恨和嫉妒，有再多的钱也没有意义，因为你不会享受当年辛苦付出所换来的美好生活。

来访者：还有个问题我解不开，如果我丈夫和那个女人结婚的话，他们肯定会再生孩子的，那个孩子和我的孩子就是同父异母的关系，就意味着我的孩子也要和那个女人有关系。

张医生：你的孩子和他们的孩子的确是同父异母的关系，在法律上具备同等的继承权。但是你的孩子与同父异母的兄弟姐妹关系是远还是近，应该由你的孩子18岁以后来决定，不应该由你来决定。刚才你提到不希望那个女人得到钱，后来希望把他们告上法庭送进监狱，现在又不希望和那个女人的孩子有关系。你有没有发现，这三件事的处理方式都说明你的内心充满仇恨。如果你不能把自己内心仇恨的火焰熄灭，它会把你身上全部的优良品质都吞噬掉，无论你多么漂亮、聪明、能干，只要你的心里充斥着仇恨，你就永远是不可爱的女人。相反，如果你的这些优势，再加上宽容和理解，我们常说"曾经沧海难为水"，这些经历会让你变得成熟、更有魅力。在我看来，表面上你是在和丈夫、和那个女人过不去，实际上却是在和自己、和孩子过不去。如果有男士知道你是这样的心态，怎么会愿意和你在一起呢？我能理解这件事放在任何人的身上都会有这样很愤怒的阶段，但是经过一段时间一般都会变好，很少有人能持续5年以上。这样的问题你也许自己不能想明白，希望通过咨询能帮你换个方式和角度看待问题，慢慢地能作出恰当的选择，为了自己和孩子。

来访者：实际上我之前也与其他男士交往过，但我能感觉到我孩子对他们的排斥，她反而很喜欢那些与我没有明确关系的男士。

张医生：你刚才是充满仇恨地看待问题，现在能想到解决自己的具体问题，这点非常好。首先，你的孩子已经很大了，马上要参加高考，离开家里了，她可能一时不能接受你谈恋爱，但你不一定马上要谈婚论嫁，对吗？你为什么不能边等她参加完高考走出家门，边谈恋爱呢？另外，你谈恋爱不一定非要把男士领回家里，孩子忙自己的高考，你忙你的恋爱，大家各忙各的不是很好吗？

来访者：我以前交往的都是文化层次比较高的人，现在新接触的男朋友都是商人，他们在自己领域也比较成功，但我觉得在趣味性等方面比我丈夫要差一些。

张医生：那你就找能满足你的要求的人。你的物质条件很好，已经先解决了很多博士、教授、学者等不能解决的问题，他们能满足你的要求，这类人就是你的资源。但你再谈恋爱不可能找到与你丈夫一样的人，即便克隆出来的人也不会一样，只要找到一个身上有吸引你的品质的人就可以了。

来访者：但是有时与我交往的一些人，我觉得他明显就是图我的钱，而有的人比我有钱，我又觉得不安全，不明白他为什么选择我？我还担心别人说我从一个文化人突然看上一个"大款"。

张医生：女人有防范心理是正确的，再加上你的这些经济基础是用青春、爱情、汗水、劳动、机遇等等很多东西挣来的，很不容易，当然要保护好。但不能总是担心别人一心想要图你什么，我倒是觉得一个女人有东西被别人有所图并不是坏事，如果一个女人身上没有任何被人所图的东西时，才是最悲哀的。我们需要衡量被图的东西是否值得，很多时候是需要一些方法来设置的。比如你担心的是财产问题，可以保护起一部分，本来这就是婚前财产，你存起来或者存到孩子名下等都可以。但在心态上不能总是绷着阶级斗争一样的弦儿，更不能什么人都只看缺点，而不会欣赏他们的优点。关于担心别人说你看上"大款"的问题，首先你得先动起来看看能不能找到"大款"，才能考虑这个问题，假设是没有意义的。第二，你是为自己活，为自己找今后的生活伴侣，又不是为那些素不相识的人活着，为什么被他们的看法所左右呢？

来访者：我现在有个朋友就是个"大款"，当初我们认识的那个环境里的所有朋友都认为我们不可能在一起，发现我们有恋爱的苗头后，所有人都和我讲他是个只会赚钱不懂生活、毫无文化素养的人。

张医生：问题的关键不是这个"大款"能不能赚钱，而是他赚来的钱愿不愿意与你分享。你已经是"曾经沧海"的人，朋友的意见可以作为参考，最终还是要自己作决定。

来访者：我总觉得特别丢脸，不敢把这件事与别人讲。

张医生：一样情况下，发生这样的事情后第一年是最难熬的，你都已经熬过来了。现在你可以重新选择自己的幸福，并且这么有钱的人都能喜欢你，怎么会是丢脸的事情呢？

来访者：也许今天喜欢我，明天就不喜欢了呢？

张医生：如果你有意愿重新开始，进入到婚恋状态，开始阶段有几个选择对象时正常的，随着交往的深入，选择两情相悦并且比较安全的对象。如果仍然不能确定，就要找专业人士共同讨论，好吗？希望今天的讨论对你有所帮助。

来访者：好的，谢谢你！

张医生：不客气，再见！

第三节　动机面询三种技术的艺术化运用

一、如何跟随

跟随技术的目的是了解更多与来访者困扰相关的信息以便评估来访者的困扰，类似于诊断学中"诊断"的环节。这个阶段咨询师询问的重要性不言而喻，难点在于如何询问。诸如如何进行简洁、高效、人文的询问；如何在询问中让来访者感到乐于倾诉；如何允许来访者适当地宣泄；如何把握信息收集的分寸，确保信息围绕来访者的困扰展开……这些正是跟随技术的艺术性所在。

在心理咨询的过程中，跟随、引导、指导这三种技术与对来访者的评估、诊断、干预有哪些关联？咨询师又该如何把握收集信息的分寸、如何引导来访者走向正性？如何给予来访者指导？本节将通过一个年轻女性曾经自杀的真实案例来示范这三种技术的艺术化运用。案例《没滋没味的生活曾让我决定离开这个世界》的背景资料如下。

【示范】

　　来访者为20多岁的年轻女性,大学学历,独生女,曾在某公司做销售。小时候曾亲眼目睹别人跳楼的场景,自此在心里觉得如果遇到难事,自杀是一种解决问题的办法。来访者从小很少与人接触,好朋友也很少联系,进入工作岗位后不会处理与同事的关系。她认为自己长相不好,学历不高,工作也没有什么突出成绩,20多岁还没谈过恋爱,活得不像个年轻人,没滋没味,很孤独。因此,来访者在一个月前写好了遗书,决定采用尼古丁中毒的办法离开这个世界,后因害怕和恐惧放弃。父母得知后,带她接受心理治疗。

　　张医生:您好,我是张医生,请讲讲你的困扰吧。

　　来访者:好的,上个月我写了一封类似遗书的信,准备离开这个世界了。在实施自杀的步骤时,我采用了吸烟的方式。因为我在网上查到一次吸两到三包烟,就可以离开这个世界。但可能因为我的身体状况不好,根本没办法吸入那么多的量,就不得不放弃了。后来我想到既然是采用尼古丁中毒的方法,还可以直接吃烟叶。当我把三四包烟叶都拆开准备继续实施自杀时,感觉特别害怕和恐惧,本来我就是因为有很多的恐惧和焦虑,感觉自己特别孤单,我害怕离开这个世界后会更加孤单,所以放弃了。回到家后,把我写的那封信给爸妈看了,也就在那天我放弃了自杀的行为。

　　张医生:你过去经常有这种想法吗?还是受到了什么刺激让你产生这种想法?

　　来访者:我从小就对生命不是很热爱,总觉得活着没意思,活着也不快乐,所以一直都有这种想法。长大后我也在回想为什么我会有这些负面的想法?可能是因为在我四五岁的时候亲眼目睹了别人跳楼,那个人跳下来就落在离我大概十来米远的地上,但当时没看到那种血腥的场面,所以没觉得那种感觉让我很受伤,但从那时起我在认识上或观念上觉得,如果遇到什么难事或过不去的坎,这也是解决问题的一种办法。

　　张医生:那个跳楼的人是当场死亡还是被救过来了?

　　来访者:他是从十几层跳下来的,当时就死了。

　　张医生:你觉得这件事对你是一种刺激,对吗?

　　来访者:对,我是这么认为的。

　　张医生:你从那个时候就觉得不是很快乐,那么现在你是很高兴地感激自己还活着,还是想先活一段时间以后再去试着自杀?

来访者:我接受医生的治疗大概有两周的时间了,但还是没有很积极的心态,也没有感激自己还活着。关于自杀的想法,其实上次放弃之后没两天,我又实施了一次,我爸妈不知道。那次就是把烟叶吃了进去,但又都吐出来了。当时想等过几天再说,后来我爸妈就带我去看心理医生了。经过医生的开导和药物治疗,我的那种自杀的意志减轻了很多。

张医生:也就是说你现在可以不想自杀这件事了,是吗?

来访者:可以这样说,想得不多了。

张医生:不管是什么原因,不选择再去自杀肯定是正确的选择。我还想了解一下,你在自杀之前是因为长期的不快乐、觉得活着没意思想要自杀,还是因为什么突然的刺激使你有这种想法? 这是你第一次有这种想法并实施吗?

来访者:第一次实施,近几年经常有这种想法。因为活得没有意思,与其面对各种不如意,还不如离开这个世界更干脆。

张医生:你现在正处于如花似玉的年龄,正是大家都想要的年龄段,你却说活着没意思,能给我举几个例子来说一下都什么事情让你感受到活着没意思吗?

来访者:我学历不高,工作方面也不如意,身边的年轻人和朋友好像都活得很丰富,不像我这样单调。我身边也有几个要好的朋友,但好像都是很沉闷的类型,我觉得自己好像没有像一个年轻人的方式活着。最重要的是,我从小到大都没交往过男朋友,我都这么大了,恋爱早就应该到来了才对。

张医生:你总结了自己在事业和找男朋友方面都比较负向,你认为自己为什么没有男朋友呢?

来访者:和性格有很大的关系,我的性格不够开朗,而我喜欢开朗外向的男孩儿,所以很难让那些我喜欢的男孩子也喜欢我。还有一点就是我很难接受别人的好意,如果一个我不喜欢的男孩子喜欢我,我也不能接受,黑白分明。

张医生:也就是说你只能接受你喜欢的,不能接受喜欢你的,最好是你喜欢的人也喜欢你,对吗?

来访者:对。

张医生:你有遇见过自己喜欢的男孩不喜欢你的情况吗?

来访者:对男孩子产生爱慕的感觉是从小学就会有,真正期待与喜欢的人交往是高中的时候。上班之后遇到一个同事,我喜欢他,严谨一点说,他对我也有男女方面的感情，但我们没有在一起，这其中有人破坏，也有一些很宿命的原因，所以我在这方面很受伤害。我和您说一下关于这个同事的一些事吧。

张医生：好。

来访者：我是一家公司的销售，当时他是我们的准主管，经常带着我出去谈业务，对我非常照顾，慢慢就产生了感情。在工作中我能感受到他对我的感情和对别人是不一样的。我曾经写过辞职信，因为觉得自己不适合那样的工作环境，但他把我留下来了。后来我很希望能和他的关系更进一步，他觉得我用了很多强硬的方式去逼他，后来他让公司的另一个女主管告诉我说他有女朋友，但女朋友得了癌症，所以目前对他来说是工作至上。但我觉得是公司的一些利益关系使他撒了谎，所以没有相信这些话，继续采用强硬的方式要求和他在一起。大概过去两个多月，我在这种利益的漩涡中坚持不住了，而且那个男孩并不知道我在这个过程中都经历了什么，所以我就表示真的要走。在离职当天，我们之间有一次对话，他对我的离职有些心情的波动。我们也谈到了不能在一起的原因，他说因为他老婆有病，其实不是老婆，只是女朋友。他还提到事情并不是我想的那样，总有一天我会明白是怎么回事。回到家第二天我回想之前发生的事情，才相信他女朋友有癌症的事情。后来我给他发短信说以后我们的关系就顺其自然，实际上我内心里还是期望他能放弃女友和我在一起，但他没给我回消息。半年后我得知他和另一个女孩儿在一起了，那个女孩儿是他以前的一个朋友，不是那个得了癌症的女友，所以这件事让我受到了刺激，也很受伤。我夜里经常梦见他，刚知道他们在一起的那几天，我会半夜惊醒。因为不能和他在一起了，我觉得自己越来越活不出个模样，再加上我对他的感情很深，经历了那么多事，我觉得自己没办法再喜欢别人了。因为这段看上去爱得很深的感情，事实上并没能让我经历刻骨铭心的爱情，我没办法说服自己"这段感情你已经经历了，接下来可以与另外一个人开展一段平平淡淡的感情"。各种不如意再加上这件事，让我觉得没有什么期望和指望了，所以就作出了自杀的决定。

张医生：我想了解一下，根据你现在了解的情况，这个男孩说他女朋友有癌症的故事是真的，还是根本不存在这件事，他直接找了别的女朋友？

来访者：我还是相信这件事是真的，因为当时告诉我这件事的那个女主管和他算是亲属关系，在她嘴里说出来我觉得还是可信的，尽管她当时说这些话的目的和立场也不是为了我好。还有就是在我们作为同事相处的过程中,我能感受得到他想接近却又不能接近我的那种痛苦。如果不是因为女朋友得了癌症,似乎也找不到其他原因。

张医生:但在你走了以后,他就找了别的女朋友,是吗?

来访者:对,是这样。

张医生:他原来你的女友去世了,还是分手了?

来访者:应该没有去世。

张医生:这件事我能听出来对你有打击,让你感觉很失望。在这件事之前你好像也一直觉得活着没意思,不是很高兴,是什么原因呢?

来访者:具体的事情就是事业上让自己不太满意,工作中的成绩以及和同事之间的相处都不是很理想。

张医生:在你看来是什么原因呢?

来访者:还是和性格有很大关系,其实我能意识到自己的性格挺有问题的,而且我从小身边就只有最好的朋友,没有次好的,这就导致我在工作中不会处理那种好像远又好像近的关系。

张医生:要么最好,要么最坏,没有中间状态,是这样吗?

来访者:要么是最好的朋友,要么就是陌生人,不会处理同事间那种可远可近的关系。

张医生:你是不想和他们成为朋友,还是焦虑不知道怎么相处?又或者是觉得自己一个人待着也挺愉快的?

来访者:这三种情况都有。当我认识一个人时,我就在潜意识里对他有个定位,所以当我认识一个同事时,我在内心里就觉得他成不了我的朋友。我非常喜欢自己待着,即使是我最好的那些朋友,我们也会很长时间不联系,但关系变不了。我也尝试过和同事们拉近关系,但我觉得效果都不好。

张医生:你独处的时候快乐吗?还是独处的时候很痛苦?

来访者:以前独处的时候我觉得是快乐的,现在我意识到自己是这么孤单,所以不希望有过多的独处。

张医生:你希望改变现状,但你没有相应的技巧或能力去与别人打成一片,对吗?

来访者:对,有这样的问题。

张医生:更准确地说,你的独处并不快乐,是"不得不"的一种状态,实际上你愿意走出家门,愿意融入集体,只是做不好,你也能接受现在的状态,并不是因为独处让你很快乐,每天出门后就盼望着赶紧回家一个人待着,不是这样的,对吗?

来访者：我在十二三岁的时候开始喜欢独处，那个时候确实喜欢，因为我觉得一个人自由自在的很好，想去哪里、想买什么都不用和别人商量，当时那种感觉是挺快乐的，所以这种状态持续了好几年。后来尤其是这两年，当我发现自己的性格存在问题时，我就想多接触人群，想融入人群中，发现自己已经没有这种技巧了。

张医生：能听得出来这段感情之后你一直不是很高兴，在这之前也说自己不太高兴，你能记得最后一次兴高采烈是什么时候吗？不管是好事还是坏事？

来访者：嗯……，我得想一想。

张医生：好，看来是很久了，如果是上周或上个月的事应该很快就能说出来。

来访者：我不太能确定哪次是最后一次，所以我就说离我最近的吧，对我来说高高兴兴、很开心的感觉总是和这个男孩有关系的。

张医生：不提和这个男孩儿有关系的，在这之前还有吗？

来访者：那就是今年年初找到工作的时候，那会儿还是挺开心的，但肯定达不到兴高采烈的程度。

张医生：有没有那种感觉自己像是在世界的屋脊之上，想去喝酒庆祝一下，想去花钱买很多漂亮衣服打扮一下，兴高采烈地找人唱歌、跳舞之类的状态？

来访者：抛开这个男孩的话，这种状态非常非常的少，基本没有。

张医生：这明显是抑郁的状态了，这种状态影响你的吃饭、睡觉了吗？

来访者：近几个月有影响，因为我经常做梦，食欲也不好。以前这种状态对睡眠是没有影响的，自从和这个男孩有了问题后我才开始不停地做梦。

张医生：你的体重有变化吗？

来访者：变化幅度不大，我属于标准体重偏瘦的类型。

张医生：抛开和这个男孩子的关系，一年中你不高兴的时候居多，是吗？

来访者：对，肯定是这样的。

张医生：这种情况是很小的时候就有了还是18岁以后变成这样的？

来访者：18岁以后更加明显。以前是偶尔会觉得活着没意思，但不会有这么强烈的不快乐的感觉，只是觉得活得没滋没味。

二、如何引导

咨询师借助引导技术进一步澄清来访者的困扰,类似于诊断学中"鉴别诊断"的环节,进而干预或改变来访者与健康有关的不良行为习惯。引导技术的难点在于如何引导来访者作出改变。由于寻求咨询的人都难以通过自身的努力作出改变,或是处于两难的境地无法作出决定,因此需要咨询师通过消灭、过滤、阻挡、稀释来访者不愿作出改变的阻碍和理由,承担起促进来访者作出改变的角色和作用,使来访者出现正性的变化,这才是对引导技术艺术化的理解和运用。

【示范】

张医生:在你眼里什么样的生活是有滋有味的?

来访者:现在我觉得是有很多朋友,隔些日子就能与朋友去不同的地方玩,再有一个相互喜欢的男友,就是有滋有味的生活。

张医生:年轻人的确都会有这种想法,在你看来是什么原因使你不能做到这点呢?

来访者:还是和我的性格有关系。

张医生:客观来讲,朋友们觉得你在外形上是属于漂亮的、中等的,还是中等偏下的?

来访者:我觉得应该是中等偏下的,因为我起了10年的青春痘,脸上留下了明显的痘痕,而且也有泛红的地方,所以看起来并不漂亮。

张医生:你认为中等偏下是客观的评价还是谦虚的说法,通过电话我看不到你,得相信你的判断。

来访者:我觉得是客观的,如果在大家的眼里我也是中等偏下的话,我的朋友也不会这么告诉我啊。

张医生:和同事们比较起来大致也会有个客观标准的,比如我们认为章子怡或巩俐是漂亮的,凤姐之类的算不漂亮的,大多数人都在两者之间,这就是客观来看。所以你觉得中等偏下是对自己外形上客观的评价,对吗?

来访者:对。

张医生:你的家境在客观上来讲是怎样的? 中等还是中等偏上?

来访者:我们家现在还好,以前爸爸是出租车司机,妈妈是家庭主妇,家里有老房子,所以有些房租可作为收入。生活上并不困难,但也不富裕。

张医生：也就是接近中等或是中等偏下，对吗？

来访者：对。

张医生：在我看来你们当地考大学是相对比较容易的，你提到你的学习不好、学历不高，是因为自己不努力还是动力不足不想学习，又或者是什么其他原因？

来访者：我觉得是我努力不够，这是主要原因。

张医生：一般情况下自身条件不是很优秀、家境也不是很好的人都会很努力地学习去弥补，你为什么没有努力学习呢？现在想想是什么原因呢？

来访者：我觉得是动力不足，虽然家境一般，但我自己过的小日子也不会比身边的某个朋友差。

张医生：你能和我说说你理想中的男朋友是什么样的吗？

来访者：我喜欢性格乐观向上的，最好有一项热爱的体育运动，社交面广一些，朋友多一些，他生活的世界是五彩缤纷的，能把我带进他的世界。

张医生：听上去你所在的城市至少有几百万这样的人啊。

来访者：不是吧，好像很少吧。

张医生：在我看来要求对方身高 1.9 米以上、博士以上学历、家境都要百万以上等这样的人才会少呢，你刚才讲的都是性格和爱好，爱好体育的就更多了，比如麦蒂去青岛打球，就有一千多人去接机，因为他们喜欢篮球，对吗？另外喜欢乒乓球和羽毛球的人也很多啊。

来访者：但我真正碰到的还是比较少，可能是因为我对人的外貌要求相对高一点，当然也不是我要吴彦祖那样的，只是如果对方长得不好看我就不会喜欢。

张医生：你现在谈过几次恋爱，得出了不好找的结论？

来访者：我没有谈过恋爱。

张医生：没谈过就觉得符合要求的人很少，肯定是因为你没找对地方，不知道这些人都在哪。按理说符合你要求的人应该非常多，你听说过专业的婚恋网站吗？

来访者：听说过，我也注册过。

张医生：那你有把你的条件在上面写出来吗？

来访者：我在那上面遇见一个可能具备这些条件的男孩。

张医生：那上面符合你条件的人至少也有上百万。

来访者：是吗？对了,我不喜欢胖子。

张医生：在你们那座城市,胖子也不是多数啊,而且热爱运动的人不会特别胖。你在那上面是怎么介绍你自己的?

来访者：我记得不是很清楚了,我就说自己是个简简单单的女孩儿,没有经历过什么感情,希望他能把我带进一个五彩缤纷的世界。大概就是这样写的。

张医生：写自己的优点了吗?

来访者：好像没有过多写自己的优点,因为从小到大我不认为自己有什么优点,也说不出来。

三、如何指导

来访者往往对自己的困扰和症状非常了解,那么咨询师如何做到给予来访者指导呢?首先在于咨询师具备比来访者丰富的理论知识和技能,更重要的是咨询师在从业过程中遇到、处理过许多与来访者相似的问题,使得咨询师成为此类问题的专家。指导技术的基础是在跟随和引导这两个阶段咨询师与来访者所建立的良好的治疗关系,只有在来访者认同咨询师是解决问题的专家和自己的同盟军的基础上,咨询师的指导才会真正有效。

【示范】

张医生：在我看来符合你条件的人非常多,但如果你这样介绍自己就很难吸引别人,因为没有把你的优势表现出来。听上去你找朋友不像是因为有青春痘的问题,更像是策略的问题。二十几岁有青春痘很正常,说明你年轻,过几年你想有都不容易了。假如这样介绍自己："我是个实实在在的女孩儿,从小生活在一个实在的小康家庭,我没有同龄人要买房租房的压力,也没有他们需要落实户口的压力,更没有需要维持稳定生活的经济压力,因为我从小就长在这里。这么实在的我希望和男朋友过实实在在的生活,我不强调他的物质条件,也不看重他的外表,但希望他能热爱运动,乐观向上,能和我一起走遍这座城市的每个角落,共同分享它古老的文化和现代的气息……"在这个过程中把你的优势和要求都写出来,你能看出来这样介绍自己的话,别人能从中读出什么信息吗?

来访者：可能更具体一些吧。

张医生：不仅仅是具体了。首先告诉对方你不是一个好高骛远的女孩儿,因为你的外表、家境和学历都是中等,你没有误导对方。其次,你又表达出明显的并且实实在在的优势,本地人,有户口,有房子。最后,你又说明了希望对方是阳光乐观、热爱运动的男士,还表达出你不希望"宅"在家里,希望他经常带你出去。对方在这段介绍中就能读懂你能为他带来什么,这样才能吸引很多资源,你就可以从中选择了。如果你介绍得太虚,自己的优点没讲出来,缺点不能讲,只是希望对方阳光、爱运动,那就把大家都吓跑了。我为什么要找个女孩不断地给她阳光,她也得给我空气和水啊。所以,在我看来,你找对了场所,但是策略不对,没能吸引众多资源,也就没办法重点选拔了。

来访者:嗯,我明白了。

张医生:总是看不到自己的优点和你的抑郁状态有关。另外,你的确是存在社交技能方面的问题,否则一个土生土长的本地人怎么可能到现在只有几个好朋友还不怎么联系,很明显是非常"宅"。这在心理学上说明你有社交恐怖[①],与人交往时比较焦虑,但又愿意与人交往。你喜欢阳光、爱运动的男孩儿,说明你愿意与人交往、愿意出去运动,可自己却做不到,很难走出房间,走出去也很难与人打交道,这都是策略上的问题,恰恰是要通过心理咨询解决的问题。我很高兴你没有达到严重的病态,但你强调了最近这段感情的失去,对你的打击很大,甚至有自杀的行为,这就比较严重了,所以我觉得你来心理咨询是对的,吃药也是对的。有时自杀的想法是你控制不住的,但可以用快乐置换它,忙着谈恋爱就没有时间想它了,对吗?

来访者:对。

张医生:当然,人活着也不是为了不自杀,你总说活着没意思所以想自杀。那怎么才能活得有意思呢?我发现和你谈有滋有味的生活时,你真的就说得有滋有味,不像刚开始你一直都是抑郁、不高兴。现在有专业的公司可以帮你解决资源的问题,还有咨询师教你解决谈恋爱和社交技能方面的问题。你暂时需要用药来抑制自杀的想法,等自杀的想法没有了,再通过咨询来解决怎么能让你快乐起来,生活变得有滋有味起来。稍后我会和你的主治医生讨论如何帮你解决社交技能问题,关于婚恋网站你可以去尝试,让你的主治医生和你一起讨论怎么写自我介绍。这就像招商广告一样,征婚

---

① 社交恐怖:以过分和不合理地惧怕与他人接触为主要表现,患者明知这种恐惧反应是过分的或不合理的,但仍反复出现,难以控制。恐惧发作时常常伴有明显的焦虑症状,平时会极力回避与他人接触,或是带着畏惧去忍受,因而影响其正常活动。

广告也是广告啊，广告的内容要有水准，否则没办法吸引别人眼球，但也不能太夸张了。你现在写得太抑郁、太谦虚、太空洞了，不太容易让别人对你感兴趣。

来访者：嗯，知道了，谢谢你！

张医生：通过刚才的评估，我主要想知道你为什么要自杀，看起来是因为长期以来生活的压抑、抑郁、不得志导致的，那我们把不得志的问题解决就可以了。你现在属于最好的年龄，家庭条件和个人条件都属于中等的，在你们那里能符合你要求的人有几百万，所以我觉得过上你想要的有滋有味的生活是完全可以实现的。我这样讲能对你有所帮助吗？

来访者：我觉得有帮助。

张医生：稍后我会和你的主治医生讨论你的治疗方案，主要是三部分内容。第一要抑制你自我伤害的想法，提高社交技能；第二是解决怎么活得有滋有味，怎么交友、找男友的问题，按照顺序一个一个地解决；第三是你的用药问题。最近这个男友的问题对你来说的确是个刺激，但没有这个男朋友之前，你的世界也不是很精彩，这个问题更需要解决。当你变得阳光起来，男朋友就会多了，最终你只需要一个嘛，这样就容易多了。这件事要想尽快成功，就得赶紧把自己调整到最好的状态，再提高策略，就很好了。自杀的想法可以先放一放，没有人活着离开这个世界，等到七老八十的时候自然而然就离开了，不需要自己想办法解决。但问题是自然离开之前怎么活得有滋有味很重要，有滋有味地活上七八十年，最后走就走了。而且现在还有关心你的父母，你看你的父母多好，发现你生病了，他们不是医生，都能想着帮你找心理医生，看你现在好转他们多高兴啊。你想如果你不在了，他们该怎么办呢？多难过啊。你看到跳楼的那个人，那时候你还小，不知道他们家里发生了什么，活着的人肯定痛不欲生，每天以泪洗面，非常痛苦难过，所以尽量不要让那样的事情发生。现在不是想生与死的问题，而是要想怎么活得有滋味的问题，我们活得有滋有味，父母才能有滋有味。那些走极端的人不会有什么滋味了，他们想解决的问题也不会因为死了就解决了，可怕的是他们的家庭也彻底不会有滋味了。最重要的是你的要求都是合理的，没有一个是离谱的，所以是完全可以实现的。我们一起来把破坏性的想法稳定住，然后迅速解决社交技能，这是在几个月之内就能改变的，都用不上一年。后面你的主治医生会再和你讨论具体的解决方案，好吗？

来访者：好的，谢谢你！

张医生：不客气，再见！

第八章 督导系统

第一节 短程心理咨询的督导体系

一、设置督导系统的重要性

督导,既可以作为一个名词,理解为督导师或督导者;也可以作为一个动词,理解为督导师为咨询师进行督导的过程。

如果没有督导系统的存在,那么在心理咨询领域中,就只有咨询师与来访者这两者之间的关系,而督导正是心理咨询领域中极为重要的第三个角色。

二、督导的三种形式

1.录像

优点是可以直观地观察到咨询师的语言、神态、肢体动作,缺点是当来访者和咨询师知道自己正在被录像时,来访者就很难百分百地表达自己的真实想法,尤其是涉及隐私问题的时候,而咨询师也会由于紧张而影响自身咨询水平的发挥。

2.录音

与录像的督导形式相似,虽然可以真实再现咨询的语音对话过程,但同样存在录音对来访者和咨询师的限制和影响。

3.咨询报告

虽然不像录音、录像那样能够完全再现咨询过程的原貌,但是咨询师在撰写咨询报告的过程中,获得了一个再思考、再创造、再编辑的过程,非常有助于咨询师的个人反思和成长。

可见,督导的上述三种形式各有优缺点,出于时间、精力和成本的考虑,无论是美国还是中国,"逐字稿"式的咨询报告(即逐字逐句地记录咨询师与来访者对话的全过程)是目前普遍被采用的形式。

三、督导的界限

1. 界限一

督导是一种职业化的关系和过程,督导过程不能过多地变成非职业性的关系,比如变成督导与咨询师聊天、谈心。

2. 界限二

督导需要具备一定的权威性,但是不能过分强调督导的权威,否则咨询师与督导之间就难以平等地交流和沟通。

3. 界限三

当咨询师的咨询理念或个人流派与督导本人不同时,职业性的督导不能变成一味宣传自己崇尚的理论取向,更不能宣扬个人英雄主义,而要跳出流派之争,兼容并蓄地执行督导的职责,坚守督导的职业操守。

4. 界限四

督导与咨询一样,都是一个过程,需要适时终止。在美国,规定了咨询师接受督导时长的最低标准:拥有硕士学位的咨询师需要接受 2000 小时的督导,拥有博士学位的咨询师需要接受 1000 小时的督导。当咨询师接受了一定时长的督导训练,或是实现了既定的软性督导目标之后,需要结束系统性的督导。

但是,系统性的督导终止之后,咨询师仍然可以选择继续接受"顾问式的会诊"。系统性督导与顾问式会诊的区别在于:前者是定期的、系统的,后者是不定期的,即使定期进行,其间隔时间也会比较长,通常仅仅针对疑难案例进行会诊,因而可以是长期和终身的。也就是说,不能让督导成为咨询师的一种病态的依赖关系,同时要让督导资源最大化地服务于更多的咨询师。

第二节　督导的功能

为咨询师构建理论知识框架,讲授诸如"精神心理疾病的诊断标准"、心理咨询的具体技术等知识性内容,这种类似教育的功能并不是督导的主要功能,督导的主要功能包括以下三个方面:分析、指导和支持。下文以三位心理咨询师提交的心理咨询逐字稿报告为例,示范督导给予的分析、指导和支持作用。

一、 分析作用

通过分析咨询师提交的逐字稿咨询报告,督导能够帮助资历浅、经验少的咨询师迅速分析和找到咨询的主题线。

【咨询报告】

咨询师:你好,请讲讲你的困扰吧!

来访者:我发觉我老婆有些抑郁,我先讲一下她最近的情况。她现在情绪比较糟糕,从前年开始就不想工作,辞了职。她觉得不上班、看书是很快乐的事情,这种状态一直持续到第二年的 3 月。后来我们换了个城市,她也在那里找了份工作,但还是不想做,又没做。中途她想去考硕士,就在准备考试。备考期间,有一两个月她还是很充实、很快乐的。后来,因为买房子,有很多琐碎的事情。接下来,我让我爸妈过来了,而我老婆很喜欢独立的空间,后来就和我爸妈吵了几次架,关系很糟,她自己的情绪也处于一个崩溃的边缘。今年年初,她的情绪就快崩溃了,又是哭又是笑的,跟我提出要离婚。我看她写的一些文章,很低沉,她也意识到自己抑郁了,一直在思考人生的意义,甚至想到了怎么死的问题,认为跳楼是最没有痛苦的方式。上个月,她找了份工作,现在在做,但是对工作也没有什么兴趣。

咨询师:你说她提出离婚,她有没有讲是什么原因?

来访者:她主要的想法是不能忍受和老人住在一起,很希望有独立的空间。她因为从小的成长环境,不想接受除了我以外任何一个人在这个家庭里面,包括她自己的父母。因为我平时上班,装修房子基本都是我老婆在弄,而我爸妈话又比较多,她就觉得这期间我爸妈一直在指责她,这让她感觉好像又回到了小时候。因为她爸妈是在她上小学的时候离婚的,她爸妈关系很不好,后来分别又找了新的对象,对她都不好,好像她是多余的,本来是判给她妈的,她妈又觉得应该她爸来养,她爸又对她不怎么喜欢。后来,她主要是和奶奶一起生活,她奶奶也是比较唠叨,觉得她这儿也不好,那儿也不好,她就很反感有长者或是有人对她指点的环境。后来这个事情闹得很僵,我妈就去了我姐那里,我让我爸把这边的工作辞了,也去我姐姐那边了。过年的时候,我肯定希望家人都在一起,新房也要暖房,但是我妈因为跟我老婆吵架,就坚决不过来过年。我后来就让我老婆给我妈打电话,然后我们过去接他们过来,希望把关系缓和一下,我老婆就不愿意去接,后来也去了。她觉得我让她过去接我妈来过年的事她还是不能接受,过完年后就从家里搬出去了,现在我们已经分居1个月了。现在对于我而言,我们是否要离婚肯定是我要考虑的一方面,还有另一方面是她这个抑郁,怎么处理比较好?我其实也想让她就医,但是她不想,说医生只会给她开药。

咨询师:她以前看过心理医生吗?

来访者:没有。

咨询师:她这几年都不想工作,是什么原因呢?

来访者:她过去其实工作还挺上进的,因为家里经济也比较拮据,过去上班的时候比我赚得还多一些。但是后来她工作压力也比较大,经常出现晚上一个人不敢睡觉、做噩梦的情况,我跟她住在一起以后才好一些。她之前换了一家公司,是做管理层,涉及很多沟通,她就不想沟通,不想和人交往,就想看书,喜欢看女权主义方面的书,也越来越倾向女权主义。她的想法就是,工作要有不错的薪水,但是又不能有很多束缚,希望发挥很大的影响力,但是又不愿意做管理者。

咨询师:她原来是做什么方面工作的?

来访者:她原来做编辑,后来做过管理者。后来就越来越不爱跟人交往,沉浸在书的世界,买了好多好多书,精神状态也不怎么好,总是做噩梦,不敢睡觉。

咨询师:她觉得压力大,主要是工作本身压力很大,还是人际交往的压力比较大?

来访者:我觉得都有。那时候她的工作每个月都要冲指标,而且那时候跟我的关系也不太好,我们那时候是两地分居,她的精神状态挺让人担心的,我总是找个女同学陪她去睡觉,她才敢睡。

咨询师:你说她有自杀的想法,她有过伤害自己的行为吗?比如拿小刀割自己什么的。

来访者:没有。

咨询师:也没有伤害别人的行为,对吗?

来访者:没有。

咨询师:现在你们分居1个月,她的状态是有好转,还是更糟了?

　　来访者：我现在每个周末都会和她见面，状态上我也说不好，她是属于那种一天之内会有很多次情绪变化的，就是那种很敏感的文科女生，这段时间有时候也会晚上睡不着觉。

　　咨询师：她一直以来人际交往的情况怎么样？平时和朋友的关系怎么样？

　　来访者：她的圈子一直很小，很亲密的就是一两个朋友，也都是文艺女青年吧，其中有一个女生也患有抑郁症，最近也打算辞职。她一般不会主动约人家，都是别人主动约她。她觉得和陌生人聊天是一件很吃力的事情。

　　咨询师：她现在对你们俩的事是怎么打算的？

　　来访者：现在是这样，我们俩每周见面的时候如果不提这事，基本上还好，只要一提，她就会觉得这以后也是麻烦，因为我父母的观念肯定还是愿意跟着儿子过，我也是想着他们今后老了也得来我这里，但是我老婆不能接受，即便是他们老了，她也只能接受每年有两个月和他们在一起。我能感觉到她也不是打定主意要和我离婚，现在就是这么抻着，不知道她到底怎么想。

　　咨询师：你老婆和你父母之间的主要矛盾是什么？

　　来访者：主要是生活习惯，比如饮食习惯，或是观念上的不同。有时候我老婆给他们买了什么东西，他们会觉得根本不需要，我老婆也会不高兴。我老婆对我父母主要的不满就是他们总说她，因为装房子的事情，她跟我反映之后我也跟父母说了。在这之前，我爸妈没有对她有什么直接的不满，也就是跟我说说她比较懒。

　　咨询师：我现在帮你分析一下，听上去你们两个原本在一起的时候，不管是婚前还是婚后，尽管她有时候有些情绪化、发脾气，你们两个在一起感情还是很好，彼此对对方也都有一定的认可。但是父母搬过来一起住以后，出现很多矛盾，甚至她搬出去住了，也提出离婚的想法。所以你现在对于家庭矛盾该怎么解决，有个疑问。另外你也对她的心理状态很担心。

　　来访者：嗯。

　　咨询师：第一，从你的描述来看，你老婆目前确实出现了抑郁状态，表现为对很多事情都没有兴趣，心境也比较低落，在职场和情场上都有困惑，她过去压力大的时候出现过焦虑、紧张，人焦虑到一定程度，很容易变得抑郁，至于抑郁到什么程度，需要跟她本人作评估。第二，她在人际交往中，只愿意和非常亲近、她自己感觉非常安全的人相处，其他人都会给她带来压力。你讲到，她从小的家庭环境的经历，本身就不是一个得到很多肯定和关爱的孩子,并不十分快乐。你会发现,她特别希望得到周围人的认可,一旦别人批评她,或是与她意见不合的时候,她都感到有压力,容易没有安全感,想得比较负性。再加上,她后来的环境都是搞文学、做编辑的,周围的人也都是文艺女青年,非常感性。你是和他们相反的,理工科背景,人比较理性,情绪相对比较稳定。你刚才讲到,她现在想的更多的是女权主义,怎么发挥自己的影响力,这些事都和柴米油盐的生活离得比较远。第三,那么她这样特点的女孩面临与婆婆之间相处的问题时就会感到压力很大,不知道该怎么去处理,所以她一直不希望和长辈生活在一起,连自己的父母都不愿意,更何况是公婆了。你刚才讲,她虽然从小好像没有得到父母更多的关爱,但毕竟是独生子女。你再看看,她和你妈妈相比,时代、成长环境、教育程度都有天壤之别,这样两个女人如果长期生活在一起,那一定会出现很多矛盾,短期内可能还能将就。

来访者:嗯。

咨询师:好的方面是,我听到你们俩的感情基础很好,但是过去谈恋爱的时候可能没有思考那么多,也没怎么考虑两个家庭的文化是不是能够融合,比如我接受你,能不能接受你的妈妈。往往很多年轻人在步入婚姻两三年的时候才开始发现这些问题的重要性。那么你今天关心的两方面的问题,第一是关于她的心理状态,明显看到都是因为一些压力事件引发的,不管是职场还是情场,那想要帮助她解决困扰,就恰好需要专业的咨询,很可能这些外部的事情带来的困扰解决了,她也不焦虑了,也不抑郁了,那就不需要用药了。所以,不是找专业的人士就一定要吃药,她眼下的困扰是可以通过咨询来帮助她的,这个你回去可以和她沟通比如说:"不管咱们俩将来是不是在一起,我也希望你健康、快乐,这边有这样一个服务,你看看能不能电话沟通一次。"

来访者:嗯。她有的时候有这样一种倾向,如果我让她去找咨询师,她就会说,你认为我有什么错的吗?你认为我有精神病吗?

咨询师:这里面没有什么对与错,我刚才帮你分析也是让你看到她是个什么样的人,所以你在跟她谈的时候,也是从理解她的角度,比如:"你看你是个挺有思想的女孩,人也很聪明,但是如果整天被这些事情搞得心情不好,那什么都干不了了,对吧?"你并不指责她。

来访者:嗯。

咨询师:所以这里面你就得想明白,这样一个老婆,如果我还是愿意跟她生活在一起,那爸妈我也得孝顺啊!但是孝顺的方式是不是一定要在同一个屋檐下呢？时下有很多年轻人会遇到跟你们类似的情况,他们会选择在同一个小区为父母租一套房子,既方便照顾,又避免因为共处一室引发的摩擦和矛盾。

来访者:其实这些观念我都可以接受,但是我父母他们都是传统的观念,认为养儿防老,和儿子住在一起天经地义,我其实并不觉得一定要和父母住在一起,但是心里也想孝顺他们。我也想要跟我父母去谈的,但是现在他们搞得关系很僵,我是希望能够把气氛缓和了,再去和他们谈。

咨询师:对,这里面你和老婆去谈,如果双方都希望在一起生活,那就需要都作出让步,比如,可能你答应她给父母租房子,她呢,收敛自己的脾气,不是总和你的父母较劲,让他们没有安全感。物理上的区隔再加上彼此之间的理解、宽容,才能把家庭经营好,否则就是一团糟了。不管怎么样,你和妻子是你们家庭的船长,有什么事情需要两个人商量着来。然后,你可以跟你的妻子沟通一下,看看她能否也跟咨询师谈谈,好吗?

来访者:好的,谢谢!

【督导分析】

读懂女性来访者。通常选择文学专业的人有两种类型:一是自身具备极强的理性思维,主动选择从事文学方面的职业;二是自身存在情绪变化比较大的特质,选择文学能够舒缓自己的情绪,激发文学创作的热情。此案例中来访者的妻子属于后者,结婚前情感上有较强的敏感性,存在焦虑、伴有抑郁的症状。

由于来访者自身情绪变化起伏跌宕,喜欢自己独处,工作中做管理者难以胜任,家庭中与公婆关系紧张。因此,来访者虽然有适应的问题,但不能诊断为适应障碍,而是自身特质所致,但来访者目前的状态已经达到了焦虑症的临床诊断标准。

"门不当户不对"的婚姻。第一,从经济方面来看,女方是城市家庭,男方是农村家庭,家庭背景存在差异。第二,从精神方面来看,女性受过高等教育,崇尚女权主义,沉浸在虚幻而不现实的世界中。这样的儿媳与典型的农村公婆无法接受彼此的价值观、行为方式、生活习惯,自然难以和谐相处。第三,鉴于夫妻双方存在良好的感情基础,上述冲突可以参考咨询师的建议,运用调整认知、改变生活习惯以及经济手段加以解决。

二、指导作用

通过分析咨询师提交的逐字稿咨询报告,督导能够帮助咨询师作出准确的评估和正确的诊断,并且给予相应的治疗方案。

【咨询报告】

来访者:前段时间我有点头晕,去医院以后他们就让我住院了,检查了半天也没查出什么问题,出院之后我就有点不放心,后来上网查了一下,说可能和耳朵有关系。因为在第一家医院只是把头部的所有检查都做了,我又换了一家医院,检查了耳朵,说我是有点耳水不平引起的头晕,我问医生能确定吗,他说能确定。但是我心里就有点不安全感,接二连三地去其他医院检查其他的部位,总觉得身体里还有问题没有被检查出来。

咨询师:你都觉得身体哪些部位可能存在问题啊?

来访者:我就是上网搜索我的症状,网上好多人都在说,说到什么疾病我就想去查查,越看越害怕,越害怕越想检查,就有点恶性循环的感觉,导致现在晚上睡觉都睡不好。

咨询师:你刚开始检查的时候,出现的症状就是头晕吗?然后医生说你没有问题?

来访者:对,那就是第一家医院嘛。

咨询师:你现在那种头晕的症状还有吗?

来访者:基本上已经没有了。去第二家医院的时候,医生说是耳水不平嘛,后来给我开了药,说是吃了这个药以后也需要一段时间见效果,现在也吃了两周左右了。

咨询师:但是你自己并不相信只是耳朵有点问题,你还怀疑身体的其他部位有其他的毛病,是吗?

来访者:对……所以我就总想去别的医院再去检查,换了几家医院,也没查出我有什么问题,感觉自己心里有种障碍。

咨询师:你这个问题持续有多长时间了?

来访者:半个多月吧,就是从第一家医院出来之后。

咨询师:那你在去第一家医院检查之前,有什么事情发生吗?

来访者:那个到没有,第二家医院的医生说这个耳水不平是一个突发的病,说是人经常疲劳的情况下就容易诱发。当时没有什么突发事件,反正就是……对对对，我那段时间面部神经有点麻痹，就是半边脸活动得不是很有力，那时候一直在治疗那个病，有一个多月的时间，就是通过针灸的方法，后来这个病治好了以后，突然有一天就开始头晕。反正那半年的时间，工作压力也很大，比较累。

咨询师：这个面部神经麻痹的症状，经过治疗，医生认为你已经治好了，是吗？

来访者：是的。

咨询师：那你刚才说这半个多月经常怀疑自己身体有毛病，反复上网、检查，已经影响了你的睡眠了。一个星期里，你大概有几天会睡不好觉？

来访者：有四五天吧。我以前睡觉基本上就是一下子就睡到第二天早上了，现在就是睡得很浅，总做梦，中间能醒好几次。

咨询师：早上起来也感觉很疲惫吗？

来访者：对啊，当然很疲惫。

咨询师：你最近吃饭怎么样？

来访者：吃饭还蛮好的。

咨询师：体重也没有明显的变化，是吗？

来访者：没有。

咨询师：你刚才说之前半年工作压力比较大，最近一段时间工作压力还是那么大吗？

来访者：最近我身体不是很好，接的工作减少了一些，强度减轻了不少。

咨询师：晚上睡不着觉的时候，都在想些什么？

来访者：稀里糊涂的，睡不着就开始想网上说的我这个病的事，一点点地对照。

咨询师：对，听起来你现在很多时间都在担心身体有问题，比较焦虑，甚至还影响了你的正常睡眠，工作也减轻了。那你有没有哪些时候是感觉自己没那么焦虑，好像没上网查那些信息也过得挺好的，有这种时候吗？

来访者：那会儿啊……我周末的时候就查得少一些，只要一上班，随手就想查，只要不工作就好多了。

咨询师：那你周末都做了些什么？为什么一到周末你就不怎么去查那些信息了？

来访者：因为周末我老婆在呀，我们俩一起说说话、看看电视什么的。

咨询师：平时你不和你妻子住在一起吗？

来访者：每天都在一块儿，但是平时上班回来很晚，基本上就是各忙各的。

咨询师：我可以这样理解吗？你每到周末的时候因为不工作，再加上和妻子一起聊聊天，人感觉比较放松，你的症状就会减轻，对吗？

来访者：对。

咨询师：你平时有没有比较喜欢的体育运动？

来访者：嗯，比较多，篮球啊，羽毛球都打，还有足球。

咨询师：你最近有做这些运动吗？

来访者：这半年因为工作比较忙，很少打球，在年前的时候基本上还是每星期都打的。

咨询师：你过去每次打完球，会感觉到比较放松吗？

来访者：对，虽然身体特别累，但是心里感觉特别爽。

咨询师：那你平时还有没有比较喜欢的音乐，某一个歌手的或是某一类音乐让你感觉到放松？

来访者：我喜欢小虎队。

咨询师：那如果把你喜欢的这些歌曲选出来，放在播放器里，早晚上下班的路上去听一听，这种情况有可能吗？

来访者：可以啊。

咨询师：好的，那我们一起来讨论一下你现在的问题，刚才听你讲你现在好像陷入到一种恶性循环里，精力都被牵扯到这一块，也不能好好睡觉了，也不能好好上班了。你这个问题不是身体上的疾病，是一种精神心理的毛病。

来访者：是不是叫恐惧症？

咨询师：不是，你这不是恐惧症，但是你有恐惧的心理，因为总害怕自己生病嘛，恐惧症指的是害怕某种事物或是情境，比如有的人有动物恐惧症，有的人有幽闭恐惧症。你的这个问题比较像是疑病症，就是总是怀疑自己身体有问题，反复检查、反复就医。你的这个问题跟两个事情有关系。第一，你近半年的工作压力比较大，人比较容易焦虑。第二，你提到你之前患有面部神经麻痹，虽然这个病已经治好了，但也就是从那以后你开始总怀疑自己这儿有毛病、那儿有毛病了，就是这个面瘫的事使原本压力比较大、焦虑程度比较高的你，变得更在意自己的身体了，面瘫等于是你这个疑病症的诱发因素。当然，好的方面是，你这个症状持续时间还比较短，这样就容易治疗，有的疑病症的患者会持续好几年。疑病症的人一般焦虑程度都比较高,担心、害怕也都是焦虑的表现。我刚才为什么问你有没有喜欢的体育运动和音乐呢?因为这两种方法是缓解焦虑最有效的方法。所以你讲每次打完球了,身体很累,但是心里很放松。一般来讲,人很少有体育运动之后,脑子里还胡思乱想的,都会感到很放松。但是,你不能每次等到焦虑了再去体育运动或是听音乐,而是需要持续去做,达到一定的强度和频率,把它当作是治疗的手段。因为如果你的焦虑程度越来越高,疑病的症状越来越严重,那个时候恐怕就得用药了,但是现在还不需要,用这些非药物治疗的方法就可以去降低你的焦虑。因为你还比较年轻、症状也不属于很严重的情况,可以不首先考虑用药,用体育和音乐的疗法来治疗,但是你得每周坚持三次以上,每次半小时以上。你这样坚持做了以后,既能把现在的焦虑程度降低,还能锻炼身体,预防疾病,同时你过段时间好了,就能恢复原本的工作状态了,否则老板不能接受一直给你降低工作强度啊。你这个焦虑的问题是可以治疗的,而且很多人会在压力比较大的时候出现和你类似的情况,也有很多人采用刚才我们讨论的这两种方法。当你的焦虑程度被降低之后,你那种疑病的症状、睡不好觉、工作效率降低等问题也会随之缓解,我这样帮你分析,你清楚了吗?

来访者:体育运动我也知道,肯定是能让人放松,但问题是怎么能让我不去想这些东西呢?

咨询师:对,你反复去想,还是因为你有焦虑在,焦虑的人有个共同的特点就是容易夸大风险,还没那个地步呢,就已经担心地不得了,你这个情况,也是。

来访者:是不是因为我是个悲观的人?因为医生说我这个病是个常见病,但是也不好根治,就是得防止复发。我看网上说,如果经常性复发容易降低听力,引起耳聋啊,医生说没有那么严重,也不太容易降低听力。但是我还是担心自己要耳聋了,焦虑得我感觉自己有点耳鸣,网上有人说"十鸣九聋"。

咨询师:对,这说的这些还是跟焦虑有关。

来访者:我感觉跟我性格有些关系,有时候家人打来电话,我就总担心是不是家里出什么事了。

咨询师:对,俗话讲叫悲观,但是心理学上的词就是焦虑。而且爱焦虑也不全是坏事,俗话讲"人无远虑必有近忧"嘛,包括很多在工作中表现很不错的人,都是比较爱焦虑的人,总是提前把各种可能性想到,提前规避风险,尽量控制它往好的方向发展。你按照咱们讨论的方法去尝试三到四周,看看有没有效果。如果那时候还没有效果,你可以回来,我们再去讨论别的方法,好吗?

来访者:好的,谢谢啊!

咨询师:不客气,再见!

【督导指导】

遵循医学一元论。 来访者虽然明显存在疑病症状,但尚未有明确的证据证明其达到了疑病症的临床诊断标准。由于两个月前,来访者出现面部神经炎,伴有耳水不平,导致眩晕、恶心、呕吐等症状。所以,首先应该考虑来访者的所有症状很可能均与面部神经炎有关,都可用医学一元论进行解释。

给予初步评估与诊断。 来访者可能由于面部神经炎的一系列症状引发焦虑;也可能是来访者原有的防御机制就存在问题,即总是焦虑,总是夸大面临的风险;也有可能是其他尚未明确的心理疾病躯体化的表现。因此,可以初步诊断为未分类的焦虑症[①]。

明确治疗方案。 来访者需要针对面部神经炎的症状接受神经内科医生的治疗,通过心理咨询降低其焦虑水平。

三、支持作用

督导不仅关注咨询师的个人成长,帮助咨询师分析个体化的"专业短板",为咨询师指出提升的方法和途径,而且能够帮助咨询师宣泄咨询带来的压力和困扰。可见,督导能够给予咨询师专业与精神上的双重支持。

【咨询报告】

来访者:我想咨询关于职业发展的事情。最近半年以来我都非常焦虑,感觉学不到什么东西,每天比较清闲,领导分配的任务也不是很想做,担心未来的职业发展,压力很大。从去年开始,我的身体也不是很好,失眠、早醒、心悸,大概从四五月份开始,我的月经也开始不规律,身体不好也让我有压力。

---

① 未分类的焦虑症(Unspecified Anxiety Disorder):指有着明显焦虑或畏惧逃避的疾患,但不符合任一特定焦虑性疾患、伴随焦虑心情的适应性疾患、伴随焦虑及抑郁混合心情的适应性疾患等的诊断准则,则可使用此诊断分项。

咨询师：你失眠到什么程度？每天能睡多长时间？

来访者：晚上睡着没问题，每天大概 10 点、11 点就能睡着了，但会早醒，早上 6 点左右就醒了，醒来后我觉得有点早，还想继续睡，但睡不着了，脑子很清醒，有些睁不开眼，再想睡就会有心悸的感觉。

咨询师：早上醒来会觉得很累吗？

来访者：有时候会有那种感觉。

咨询师：你的饮食有变化吗？

来访者：没什么变化。

咨询师：近一年体重有变化吗？

来访者：也没有。

咨询师：你的月经不规律是什么情况？

来访者：就是要么来了不走，持续近一个月都不好，要么就是两个月都不来。我去看过医生，检查时说我的子宫内膜有点厚，影响我的月经。建议我做手术，我不想手术，想先保守治疗，吃药看看能不能有效果。后来又去看了中医，刚开始让我吃了黄体酮，我吃的时候会有效，停药就不行了。后来又给我开了避孕药，吃了一段时间我也给停了，因为有个学医的朋友告诉我，这些药都有副作用，不建议我吃，说让我再观察三个月，如果还是不行，就让我手术。

咨询师：你的月经以前也有过这种不规律的情况吗？

来访者：原来上学的时候也有过这种情况，但近几年都很正常。

咨询师：你做现在的工作有多长时间了？

来访者：5 年了。

咨询师：主要做什么？

来访者：软件开发。

咨询师：你大学读的什么专业？

来访者：计算机。

咨询师：也就说你毕业后一直从事现在的工作对吗？

来访者：对的。

咨询师：你在团队里的工作表现怎么样？

来访者：挺好的，我们领导对我一直很满意。

咨询师：你做这份工作 5 年的时间了，近大半年开始感觉到焦虑，压力大，近半年发生什么事情了吗？

来访者：没有发生什么大事。

咨询师：我看到你今年快 30 岁了,结婚了吗?

来访者：还没有,打算今年结婚。

咨询师：那很好。近半年感到压力很大,在你看来是什么原因呢?

来访者：之前我的工作一直很饱和,领导对我的工作也一直很认可,我们团队负责的项目也很好。后来因为公司发展需要,我们的项目被搁置了,也就是从那时开始我们的工作就比较清闲了。这个项目我们之前付出很多,被搁置让我觉得有些可惜。之后领导也给我分配过其他任务,但我觉得对我未来能力的发展没什么帮助,所以也没什么积极性。为此我就想到了未来的职业发展,不能一直这样下去。我仔细地想了一下,我在工作的过程中发现自己在业务方面还有些地方需要学习,现在的工作让我学不到这些东西,从我自己职业发展的长远角度来看,不能再这样下去,否则早晚有一天会被取代的,所以我最近在考虑换岗。但是转到什么样的岗位或者未来朝哪个方向发展,我还是想听听您的意见。

咨询师：好的,首先我们说说你的身体问题,以你现在的年龄来看,每天能保证 6 小时睡眠就足够了,你现在基本上能睡七八个小时,所以算不上什么失眠,六点多醒来如果头脑比较清醒睡不着可以起床做些能让自己放松的事情,不用担心会影响白天的工作,因为睡眠已经充足了,而且你的饮食和体重也都没什么变化,只是稍有些焦虑,再加上月经的问题让你的压力更大。关于月经的问题你最近又去检查了吗?

来访者：没有,这个月如期来了,上个月也还好。

咨询师：你距离上次检查也快一年的时间了,应该再去检查一下。但这类妇科问题有时也和人的免疫力有关,不知道你平时喜欢运动吗?

来访者：几乎没有运动。

咨询师：你利用业余时间可以多锻炼、运动,这样不但可以提高你的免疫力,还可以缓解焦虑。比如你早上 6 点钟醒来了,觉得上班还早,就可以出去锻炼身体,然后吃完早点后再去上班,一整天的心情也会有所改善。当然有些年轻人喜欢晚上下班后去运动,晚上的睡眠质量比较好,你可以尝试一下。关于你的职业发展,你刚才提到之前工作中发现有些东西还需要学习,现在的工作学不到什么东西,你想学的是管理方面的东西还是业务能力方面的?

来访者：业务方面的。

咨询师：你对领导之前给你的任务不满意,没有积极性,那么你是想往管理方向发展还是专业的方向发展呢?

来访者：之前领导也和我谈过这个问题，包括在之前的项目中也让我做过负责人，我觉得领导的工作比较复杂，总是要关注同事们的想法和需要，还要和他们交流，我觉得压力有些大，而我喜欢一个人做自己的事情，所以之前领导找我谈的时候，也恰好是我的状态最不好的时候，所以没多想，后来就没有下文了。

咨询师：你现在还不到 30 岁，我们常说 30 岁之前是长知识、技能和经验的时候，30 岁以后你要考虑结婚成家生孩子等问题，会分散你很多精力。你现在能意识到在这个时候多学点东西，为以后长远的方向打算，这是好事。而且你刚才说领导分给你的任务你不想做，所以工作积极性就下降了，闲下来后又有危机感，导致焦虑，工作量很饱和的时候反而做得很开心。你想，如果你在团队里是难以替代的业务尖子，你的想法领导们自然会重视，那时你不但可以做自己想做的事，还可以为公司带来效益。我的意思是你接下来考虑换岗，是因为之前的工作不能学到东西，那么新换的岗位就得满足这个需求，否则你同样还会焦虑。你们公司在行业内做得很好，很多工作都是和计算机相关的，相信有很多业务高手你也了解，结合你目前的专业背景和工作经验，如果换的话，可以考虑换到这些人身边做事。

来访者：我要换过去的岗位和我现在做的事情一样，只是不同的部门，那个部门更大，可以学到的东西很多。我和他们的负责人谈过了，他们说我过去没问题，只是有一点，就是他们有个大项目刚刚启动，过去后压力会比较大，可能要经常加班，我不知道以我现在的身体状况做压力那么大的工作是否可以。

咨询师：你们现在的上下班时间是什么样？如果加班的话你们是到什么程度？没有休息日吗？

来访者：我们现在就是正常的 8 小时，晚上加班的话，早上就不是特别严格。加班也只是平时晚上加，周末应该是没问题的。据我了解之前有一人大概有一年的时间都持续晚上九十点钟，甚至到 11 点。

咨询师：这种工作性质是持续这样的作息还是偶尔？

来访者：根据不同的项目来定。

咨询师：有的人经常加班是因为工作效率低，而且很多工作是需要团队合作的，大家都有明确的分工，不可能所有的工作都是一个人来负担。即便像那个人那样，你早上 6 点就醒了，可以早上来工作，晚上就可以正常下班了。第二，很多压力是因为长期累积形成的，既然你知道自己的身体有问题，业余时间就得给自己减压，就像我们刚才提到的运动，发展兴趣爱好，周末和男朋友出去约会,都是很好的减压手段。还有,这个部门有你想要的学习机会和榜样。

来访者:我明白了。还有一个问题就是,我现在的领导之前就知道我要走,前段时间和我谈话了,当然不希望我离开,还说打算提拔我升为组长。我想了一下,我得为以后打算,就算现在升职了,我学不到东西,以后去别的公司也麻烦吧。

咨询师:这还是我刚才和你讲的,你是打算往管理方向发展还是专业的方向发展,如果打算往专业方向发展,你的想法是正确的,就算给你升为主管或经理,你对业务不了解,对管理也不了解,工作压力不是更大吗?升上去也可能是暂时的。但如果你打算朝着管理方向发展,这个岗位就是你锻炼的机会,需要你仔细考虑。如果你不确定自己到底要做什么,那么你接下来就不要着急换,而是要在公司里给自己找个榜样。首先看他的工作内容是否是你感兴趣的,能否胜任,变成他那样还需要具备哪些能力,更重要的是他的工作状态和生活状态是否是你想要的,按照这个思路去思考,也许对你作决定有帮助。不知道我说清楚没有?

来访者:清楚了,谢谢你。

咨询师:好,你现在马上可以去做的就是锻炼身体,提高免疫力,并且能缓解焦虑。当然要做你喜欢的运动,并且要坚持每周至少两到三次。

来访者:好的,谢谢!

【督导支持】

帮助咨询师充分理解来访者的困扰。 在咨询的初级阶段,咨询师需要给予来访者充分表达自己困扰的机会,耐心倾听来访者的种种困扰,聚焦来访者的核心问题,制订针对性的解决方案。

发现咨询师评估过程中的缺陷。 咨询师在询问和倾听中认为来访者的核心问题与职业生涯发展有关,因项目的发展问题,导致工作清闲,变成"鸡肋",引发来访者的焦虑。督导通过咨询师递交的逐字稿案例报告,发现咨询师在评估过程中忽略了来访者另外两方面的问题:一是,月经失调的生理症状与来访者的焦虑有关;二是,来访者准备结婚,与结婚、生育有关的问题,也会对来访者造成压力和焦虑。

提升咨询师构建解决方案的能力。 除了倾听和评估以外,专业的咨询师还需要与来访者探讨解决方案:第一,引导来访者寻找团队中与自己状况类似的同事,学习、效法他们解决职业、婚姻等方面困扰的方法;第二,提醒来访者在转岗前理性思考诸如来访者是否具备新岗位所需的核心竞争力，转岗的成功与否对来访者的事业发展存在哪些影响等问题；第三，澄清来访者在婚姻中的压力除了结婚本身以外，是否还存在生育方面的压力，是否与男友讨论过此事如何处理，是否与来访者的事业发展有关等等。

综上所述，督导的核心功能是训练咨询师学会心理咨询、提升咨询技能，帮助咨询师从初级走向高级，但是，督导是一种特殊的关系，督导不能变成咨询师的治疗师，督导与咨询师的"督导关系"不能变成咨询师与来访者的"治疗关系"，这是督导的底线。

第九章　与短程心理咨询相关的其他问题

第一节　短程心理咨询是 EAP 的核心技术

一、EAP 概述

EAP(Employee Assistance Program)即员工帮助计划,是企业组织为员工提供的系统的、长期的支持与福利项目;通过专业人员对组织以及员工进行诊断和建议,提供专业指导、培训和咨询,帮助员工及其家庭成员解决心理和行为问题,提高员工在企业中的工作绩效。

1. EAP 的服务对象

EAP 咨询师的服务对象是"双重客户",既要帮助个体(包括员工和经理)解决个人的工作绩效问题,又要帮助组织解决工作场所方面的问题。

2. EAP 的类型

EAP 包括内部 EAP 和外部 EAP 两种类型。无论哪一种类型的 EAP,都与企业的人力资源系统联系紧密,甚至需要在人力资源部门的指导下工作。并且,无论哪一种类型的 EAP,都必须使员工容易获得相应的服务,因此,EAP 项目必须具备易得性和一定的弹性。

3. 初诊咨询师的功能

初诊咨询师的功能包括:倾听来访者的困扰,具备共情的能力,将来访者分流给适合的咨询师,恰当地进行风险评估,等等。

4. EAP 咨询师的功能

EAP 咨询师的功能包括:提供临床评估,运用短程心理咨询解决来访者的困扰,提供综合的转介资源,等等。

5. EAP 咨询的内容

EAP 咨询的内容包括:将来访者的困扰概念化或公式化,构建具体化的行动方案,预计大致的咨询次数,评估是否需要转介并提醒来访者转介的费用问题,告知来访者相关的保密原则,必要时对来访者进行风险评估,等等。

6. 个体咨询的切入点

EAP 个体咨询包括对员工和经理(管理层)的咨询,个体咨询的最佳切入点可以概括为"Why Now",这个切入点的目的是为了"评估",而"评估"的目的则是为了提供具体化的行动方案。比如,询问来访者为什么是今天来咨询,或为什么是现在想要讨论这个问题,或是询问来访者曾经尝试过哪些方法来解决这个问题。

7. EAP 的适用范围

通常情况下,企业 80% 的员工属于 EAP 可以服务的范围,其余 15% 需要转介给长程咨询师,另外 5% 需要接受药物治疗。

8. 转介后的跟踪服务

EAP 环境下,转介之后依然要提供一系列的跟踪服务,包括:为转介来访者建立跟踪档案;电话跟踪回访来访者转介的后续事宜,包括是否接受了转介资源的治疗,治疗效果如何,等等;理想状态下,跟踪服务期为 12 个月(最少 6 个月),每 3 个月回访一次,每次回访 10～15 分钟;跟踪回访服务通常免费为来访者提供。

9. 衡量 EAP 服务质量的主要标准

能否帮助企业改善缺勤率、事故率或自杀率、工作绩效这三方面的指标,是衡量 EAP 服务质量的主要标准。

10. 衡量 EAP 服务质量的次要标准

此外,企业有时还希望 EAP 服务在其他特殊情况下提供帮助,以此作为衡量 EAP 服务质量的补充标准,比如:员工以"工伤"为由延误工作,员工威胁或恐吓经理,帮助员工保持工作与生活的平衡,降低医疗成本,处理裁员危机,等等。

二、EAP 的传送方式

1. EAP 的发展史

EAP 的服务方式包括内部和外部两种类型，早期 EAP 项目都源自企业内部，属于组织的一部分。EAP 最初的目标是对员工酗酒、吸毒等不良行为进行干预。自 20 世纪 70 年代开始，EAP 服务范围逐步拓展到对员工个人问题的全面帮助，然而，"提高工作绩效"作为 EAP 的核心要求，始终没有发生变化。

2. EAP 的核心技术

EAP 的核心技术包括：第一，保密、及时地评估和确认影响员工绩效的个人问题；第二，帮助组织中的经理管理有困扰的员工（包括其家庭成员），改善员工的工作环境，提高员工的工作绩效；第三，运用短程心理咨询的技术解决员工和经理的困扰，尤其是与工作绩效相关的困扰；第四，根据员工的需要，适时将需要诊断治疗的员工转介到其他专业机构（长程治疗机构、精神科医院、戒毒机构等），并提供跟踪回访服务；第五，与企业建立基于信任的合作关系，为企业提供顾问式服务、培训，帮助企业优选、协调和使用其他与身心健康相关的产品、服务以及供应商。

3. 全方位的 EAP 服务

全方位的 EAP 服务涉及广泛的内容：评估员工的工作能力，风险评估，危机干预，身心健康评估，初级的法律咨询，初级的财务咨询，裁员危机处理，等等。

4. EAP 来访者的来源

多数情况下是员工个人主动寻求 EAP 咨询的帮助；其次，由经理或员工的家庭成员建议员工前来咨询，称为友好转介；有时，经理强制要求员工必须接受 EAP 咨询，否则员工会受到某种惩戒或处理，称为经理转介。

5. EAP 与传统心理治疗机构的区别

EAP 能够对员工早期、初级、轻度的精神心理症状进行早期发现、早期干预和维护，防止症状加重或恶化，从而降低个人和企业的医疗成本。

三、EAP 的营销策略

1. EAP 项目的不同阶段

所谓 EAP 营销策略指的是 EAP 供应商如何向企业营销 EAP 产品的一系列策略。

一个完整的 EAP 项目大致可以分为三个阶段：第一，营销阶段，主要内容是向企业介绍和销售 EAP 项目；第二，启动阶段，重心是研究企业组织和员工人群的特质，根据其个性化特点宣传和推广 EAP 项目；第三，运行阶段，重点是多渠道调动员工使用 EAP 的积极性，提升 EAP 使用率。

2. 研究企业的特质

研究企业的特质，主要包括：了解组织的领导风格和运行方式，了解企业的组织架构和权力结构，了解企业的决策方式和过程，了解组织激励员工的方式方法，了解员工之间惯用的联系和交际方式，等等。

3. EAP 营销的时机

企业发生危机时，是 EAP 供应商介入的最佳时机；而企业出现劳资纠纷、员工罢工等事件的阶段则不适宜进行 EAP 营销。

4. EAP 营销的途径

EAP 营销通常通过三种途径：第一，提供书面文字类宣传材料；第二，举办 EAP 工作坊，邀请企业代表参加；第三，参加企业内部会议和培训，嵌入 EAP 专场演讲。

5. EAP 专场演讲的内容与技巧

EAP 供应商进驻企业举办 EAP 专场演讲是效果较好的营销途径，专场演讲的内容通常包括：第一，EAP 的作用，即企业为什么需要 EAP；第二，EAP 使用过程，包括服务范围、保密性、转介等方面；第三，EAP 使用资格，与企业约定除员工本人以外，哪类亲属可同时享有使用权。

如果演讲对象为高级经理群体，通常给予供应商演讲的时间十分有限，可以配合向企业决策层呈报至少包含上述三方面内容的项目方案；如果演讲对象为员工群体，则演讲过程适宜多举例说明，内容越具体，效果越好。

6. EAP 营销的关键因素

决定 EAP 营销成败最为关键的因素,是代表供应商向企业营销 EAP 的"人"。优秀的 EAP 营销人员除了懂得 EAP 知识体系和运作过程以外,还需要具备突出的个人人格魅力。其次,EAP 营销人员在本公司内的行政级别不宜过高,但也不能过低,级别过低则可能缺乏经验,因而心理学专家通常会成为最佳人选。值得注意的是,优秀的营销人员懂得将"人"与"事"分开,营销的目标是向企业销售 EAP 产品,而不是推销个人。

四、EAP 的运作策略

所谓 EAP 的运作策略,是指 EAP 供应商与客户签约后,如何运作 EAP 项目以及如何提高 EAP 服务的能见度、有效性、知晓率与使用率的一系列策略。

1. EAP 的使用率

EAP 使用率是整个 EAP 项目中的关键要素。美国 50 余年的 EAP 使用实践显示其平均使用率为 5~8%;当使用率超过 15% 时,EAP 供应商就无法盈利;低于 2% 企业则会拒绝继续购买。因此,通常情况下,5~10% 为 EAP 可操作的最佳使用率。

虽然企业和 EAP 供应商都愿意在一定范围内提高 EAP 的使用率,但盲目追求过高的使用率至少意味着两个方面的问题:其一,表示企业存在过多的问题员工;其二,必然导致 EAP 供应商成本过高,阻碍 EAP 的良性运转。

2. 传播 EAP 的核心概念

企业购买 EAP 产品后,在 EAP 项目的启动阶段,EAP 供应商需要通过诸如"员工使用手册"等文字性材料向员工传播 EAP 知识层面的内容,包括 EAP 项目的保密性、服务范围、服务流程等核心概念。

3. 宣导 EAP 的运作过程

除了传播知识性的 EAP 核心概念以外,了解 EAP 的实际运作更为重要,帮助员工了解和熟悉 EAP 运作过程的最佳途径,就是邀请和鼓励员工亲身试用、体验 EAP 服务。

4. 组织内不同阶层的关注点

通常,员工和家属关注 EAP 服务是否严格保密,是否需要个人付费,与现有福利之间的关系等等;中层经理比较关注何时转介,如何转介,转介与惩戒的关系,心理咨询的效果等等;而高级经理则更关注 EAP 的购买成本与性价比,EAP 与现有健康风险管理类项目的区别和联系,如何完成外部 EAP 与组织内部的整合,EAP 能否提升工作绩效,能否降低医疗成本等等。

5. EAP 对人力资源经理的辅助功能

企业的人力资源经理是 EAP 服务中较为特殊的群体,这个群体本身存在着各种个人困扰,同时又面临着管理层面的诸多问题,因而与 EAP 供应商建立了一种特殊的"双重关系"。EAP 项目为人力资源经理提供的帮助通常体现在三个方面:第一,帮助人力资源经理留住最有价值员工,降低其跳槽率和离职率;第二,协助人力资源经理管理"问题员工";第三,帮助员工解决影响工作绩效的个人问题。

6. EAP 供应商与企业的整合

根据 EAP 的不同类型,外部 EAP 供应商在运作 EAP 项目时,需要尽快完成与企业内部相关组织(比如人力资源部、工会等)的整合,这种整合并不是行政上的整合,而是功能上的整合,而"功能整合"的过程需要长期、持续的运作。

与外部 EAP 不同,由于内部 EAP 本身就是企业组织的一部分,因而不存在整合的问题而是如何相对绝缘的问题。

7. 特殊的服务对象群体

为下述特殊行业群体提供 EAP 服务的关键在于,EAP 咨询师需要了解和把握不同行业人群的特质,借助语言的艺术克服服务中遇到的各种阻抗。

(1)警察群体:公权力的象征,形成了强势的思维定势,虽然面临的压力巨大,但讨论个人问题的意愿却不强。

(2)医生、护士、律师群体:他们是社会地位良好、通常给予别人职业救助的群体,在自己接受 EAP 帮助时会存在一定障碍。

(3)高级经理群体:最大障碍源自服务的保密性,担心在服务中暴露个人问题会影响自己未来的职业升迁。

总之,EAP 能够整合到企业内部组织中,是 EAP 项目得以有效开展的最重要的基础。并且,EAP 是富有预防性、主动性的服务,这是 EAP 服务的精髓。

五、EAP 满意度调查

1. EAP 满意度调查的重要性

定期、适时进行 EAP 满意度调查不仅能够促使 EAP 供应商不断改进服务质量,而且有利于发现员工存在的问题,使 EAP 项目更好地满足员工的需求。满意度调查的过程本身,能够加深、拓宽员工对 EAP 项目的了解,提升 EAP 项目的知晓率,因而也是宣讲、教育、扩散 EAP 的重要方式之一。

2. EAP 满意度调查的基本目标

EAP 满意度调查至少需要实现三个目标:第一,了解员工是否喜欢 EAP 服务;第二,了解员工认为 EAP 服务是否可靠;第三,了解员工是否投诉过 EAP 服务,投诉的问题是什么,即使没有投诉,也不意味着员工对 EAP 项目的绝对满意,需要具体分析没有投诉的原因。

3. EAP 满意度调查问卷的基本维度

下述五个维度是设计 EAP 满意度调查问卷时必须体现的内容,是调查问卷的最低标准。

(1)员工的总体满意度;

(2)员工是否使用服务的决定性因素;

(3)使用服务是为了解决哪类问题(职场问题、亲子问题或情感问题等大类);

(4)服务是否有效改善或解决了自己的问题;

(5)项目中需要改进的方面。

4. EAP 项目评估的补充维度

除了上述满意度调查问卷中必须包含的基本维度以外,还可以通过对下列维度的补充评估来衡量 EAP 项目的有效性。

(1)分析使用者的人口学资料,包括性别、年龄、婚姻状况等;

(2)员工个人问题的解决是否与 EAP 服务直接相关;

(3)EAP 供应商是否严格遵守了保密性原则。

5. 员工满意度调研问卷(部分问题示例)

(1)你是否使用过 EAP 服务?

(2)你使用过几次 EAP 服务?

（3）你是在什么样的情况下使用 EAP 服务的？

（4）如果你使用 EAP 服务一次以上，那么最近一次是自发使用，还是由他人转介来的？是由谁转介而来？（通常，90％的员工是自发寻求帮助，10％是由经理转介而来）

（5）你对整个 EAP 项目的评价是：非常满意，一般，不满意？

（6）你同意咨询师对你问题的评估吗？

（7）你同意咨询师提出的解决方案吗？

（8）你同意咨询师将你转介给长程咨询机构或其他转介资源吗？

（9）根据你的感受，你觉得我们提供的 EAP 服务是保密的吗？

（10）如果有需要的话，你愿意推荐你的同事或家人使用 EAP 服务吗？

（11）你认为 EAP 项目是否应该继续在公司内进行，为什么？

（12）请填写你的人口学基本资料：身份（员工、配偶等）、性别（通常女性员工更愿意配合调查）、年龄、教育程度、婚姻状况、子女状况等。

6. 人力资源经理满意度调研问卷（部分问题示例）

（1）你认为员工哪些方面的问题需要转介给 EAP：缺勤问题、工作态度问题、工作绩效问题、合作性问题、某种疾病等等；

（2）你是否知道其他经理曾把员工转介给 EAP？是在怎样的情况下转介的？

（3）你认为 EAP 是否有效？非常有效，一般，没有效果。

（4）你认为 EAP 项目在企业内有继续进行的必要吗？为什么？

六、　EAP 与企业其他项目的关系

1. 健康类项目（体检、健身等）

"维护和增进员工的身心健康"是 EAP 与健康类项目的共同目标，因而两类项目之间存在着明显的竞争关系，EAP 项目只有从下述角度入手，才可能在竞争中取胜。首先，突出 EAP 的项目特点、服务对象，服务范围等与纯健康类项目的区别；其次，推广 EAP 的服务模式，即"评估＋短程心理咨询＋转介"；第三，把握 EAP 服务的精髓，即早期发现、主动干预；第四，整合健康理念，即将健康类项目的科学理念整合进 EAP 项目之中，设计出更加全面、优质的 EAP 服务流程。

2．工伤管理项目

员工的工伤问题常常会转换为心理问题，EAP 服务能够运用短程心理咨询技术帮助员工重返工作岗位，从而显著降低企业的医疗成本。

3．事故管理项目

酗酒、吸毒等物质滥用行为会导致员工在工作中存在严重的安全隐患，EAP 能够干预员工的不良行为，降低事故率。

4．灾难性事件的 EAP 干预流程

灾难发生前，EAP 供应商可以与企业相关部门共同界定灾难性事件的性质和范围；与企业相关部门共同制订危机干预计划；申请企业上级管理部门的批准；获得批准后，将危机干预计划告知全体员工；为企业配置危机干预专家和相应的转介资源。

灾难发生后，EAP 供应商需要评估灾难性事件的性质和严重程度；根据评估结果迅速组建匹配的专家团队；专家团队对员工实施灾难后危机干预；协助企业应对和处理来自管理层、员工家属、媒体等多方问题；配置相应的转介资源，并在转介后提供跟踪回访服务。

七、国际 EAP 服务的新趋势

近 20 年来，EAP 服务领域呈现出一些新的变化和趋势。

1．服务内容的多样性

从最初帮助酒精成瘾者发展到多样性的咨询服务内容，甚至涉及初级的法律、理财问题分析，乃至介绍家政服务资源等方面。

2．服务对象的扩展

EAP 服务的对象群体已经从"员工"逐渐扩展到"经理"，即管理层，针对企业管理层的 EAP 服务也被称作 MAP（Manager Assistance Program，经理帮助计划）。

3．EAP 咨询短程化

过去 20 年中，生活节奏的加快、保险公司的介入，使得 EAP 咨询日益走向短程化，这就要求 EAP 咨询师必须全部接受短程心理咨询的训练。为了使 EAP 咨询走向短程，在 450 多种咨询技术中，5 种短程咨询方法（短程精神动力学治疗、短程家庭治疗、短程认知行为治疗、焦点解决短程治疗、动机

面询技术)被普遍使用。

4. 生理咨询与心理咨询的结合

现实生活中,许多人会同时患有身、心疾病,比如高血压和糖尿病的并发症之一就是抑郁症。因此,生理咨询与心理咨询的整合、一站式服务就是最新的发展趋势。

由于美国拥有更多的身心咨询、医疗资源和服务渠道,因此美国 EAP 的使用率已经下降到了 5%～6%。但是,在中国的特殊环境下,EAP 往往可以辅以"团体培训"来匹配,因而 10% 的使用率通常比较正常。一旦使用率超过 15%,对于企业而言则是十分恐怖的现象,因为 15% 的使用率意味着企业中存在着过多的"问题员工"。因此,中国企业的 EAP 推广中,应该尽可能做到"信息全覆盖",而不是盲目追求"高使用率"。

第二节　解读《精神卫生法》

经过 27 年的酝酿和漫长等待,中华人民共和国第十一届全国人民代表大会常务委员会第二十九次会议终于在 2012 年 10 月 26 日通过了《中华人民共和国精神卫生法》(以下简称《精神卫生法》)。该法于 2013 年 5 月 1 日起施行。

一、关于心理咨询师的服务权限和未来发展

《精神卫生法》的颁布,在中国心理咨询界引起了不少担忧。它首次以法律的形式明确规定心理咨询师(包含临床社工)只能够提供心理咨询服务,不得从事心理治疗和精神障碍的诊断和治疗。这让不少咨询师觉得是要砸他们的饭碗,事实上,这恰恰是该法的一大亮点。

这一规定虽然强烈限制了心理咨询人员的工作权限和服务范围,但是,在目前中国心理咨询师入行门槛低、质量良莠不齐的现状下,的确是一个不得已的必要举措,势必结束很多心理咨询师"误诊误治"的黑暗时期,推动心理咨询师整体水平的提高。

在贯彻执行《精神卫生法》的新时期,心理咨询师必须身怀两件"武器"。

其一,心理咨询师必须熟练掌握精神障碍的评估和诊断标准,必须具备识别、鉴别精神障碍的知识和技能,并且适时将疑似达到精神障碍诊断标准

或超出心理咨询服务范围的来访者转介给相应的医疗机构。《美国精神障碍诊断与统计手册》(第 5 版)(DSM-5)是现行精神疾病诊断的国际标准,于 2013 年 5 月由美国精神医学会出版,恰好与中国《精神卫生法》的实施时间基本同步,不能不说是一个"美丽"的巧合。中国现行标准——中国精神疾病分类与诊断标准(第 3 版)(CCMD-3)完成于 2001 年,与已出台的最新标准 DSM-5 相比,相对滞后。因此,在卫生与计划生育委员会组织和制定新的精神疾病诊断标准之前,中国心理咨询师都应该以国际最高水准为标准,积极学习、熟练掌握 DSM-5。懂得正确的诊断标准,是咨询师规范自己操作、避免违规违法的重要条件。咨询界整体水平的提高更是在未来的修法中争取诊断权和治疗权的基础。

其二,人群中约 80％的人存在不同类型的心理困扰,但尚未达到美国精神疾病的临床诊断标准(DSM-5),属于心理咨询的服务范围。而另外 20％达到精神疾病临床诊断标准(DSM-5)的患者则需要接受"治疗"(包括长程心理治疗、精神活力药物治疗等),必须转介。因此,心理咨询师必须学习和从事短程心理咨询,并且主动将短程心理咨询无法解决的来访者转介给相应的医疗机构。

可见,"精神疾病诊断标准"和"短程心理咨询"将成为中国心理咨询师合法从业、有效助人的必备法宝。

二、关于 EAP 服务领域

《精神卫生法》明确规定仅有医疗机构具备诊断和治疗的权利,精神疾病的诊断和治疗必须在医疗机构内进行。因此,EAP 供应商(公司或机构)作为非医疗机构,同样只能够提供心理咨询服务。对于 EAP 供应商和 EAP 心理咨询师而言,必须明确把握以下几点。

第一,EAP 心理咨询师必须熟练掌握精神疾病的诊断标准(DSM-5),当 EAP 心理咨询师认为来访者疑似患有超出咨询服务范围的精神疾病时,不能自行治疗,但仍然需要给予明确的初步评估和转介建议,并且以书面形式在咨询报告中标明。例如:"来访者疑似患有××疾病,超出 EAP 心理咨询服务的范围,建议立即前往当地正规医院精神科就诊和治疗"。

第二,出于《精神卫生法》和 EAP 服务成本的双重考虑,EAP 公司应该聘用或签约接受过系统的短程心理咨询训练的心理咨询师。并且,聘请或签约至少一名高素质的精神科医生作为医务总监,对 EAP 心理咨询的服务质量进行全盘监督和掌控。

第三，EAP 环境下，在客户（企业）的员工本人不知情、不自愿的情况下，EAP 心理咨询师原则上不能在企业 HR 或管理者的要求下，对员工进行强制性或隐蔽性的评估和诊断。但是，如果员工存在自杀、自残或杀人（伤人）的风险，则需要在医务总监的指导下处理，这也是聘用精神科医生做医务总监的重要原因之一。

三、 关于自愿的原则

《精神卫生法》多次强调精神障碍患者的治疗必须遵从自愿的原则，只有三种情况属于例外条款：其一，患者存在自杀（自残）风险；其二，患者对他人存在杀人（伤人）风险；其三，患者无法照顾自己生存的基本需求。只有在上述三种情况下，才能够对精神障碍患者进行强制治疗。只有坚定执行《精神卫生法》所规定的自愿原则，才能避免"被精神病"的悲剧上演。

四、 基于社区的精神健康康复中心

《精神卫生法》以法律的形式明文规定，县级以上的行政区域必须建立精神障碍的"预防、治疗、康复"三级医疗网络，并且提出了一个重要的理念，即"基于社区的精神障碍康复中心"。

在美国，类似的精神障碍康复中心分布广泛，服务内容丰富：包括训练患者衣食住行等方面的能力，教授患者如何防止复发，处理患者因服药造成的副作用，帮助患者分析压力源，运用支持疗法对患者进行心理咨询，等等。

"基于社区的精神障碍康复中心"是一个十分先进的理念。但是，目前在中国进行推广和发展的困难有三：一是现有康复中心的数量较少；二是缺乏符合就业条件的心理咨询师和临床社工；三是缺乏资金的支持。精神障碍患者的社会保障系统是一个巨大的社会工程，后续、具体的执行工作将是重点和难点。

五、 关于精神卫生课程

《精神卫生法》明确规定"师范院校应当为学生开设精神卫生课程"，这里所提到的精神卫生课程主要是指与"临床心理学"有关的知识和技能，开

展这项工作的重点在于启用有资质的教育者,避免流于形式。教育水平的提高是保障未来从业人员素质的根本,也是未来咨询师争取更大服务空间的开始。

在美国,通常会由临床社工来担任学校心理咨询这部分的工作,而且美国也同样存在资金与临床社工人数不足的问题,因此,往往通过一个学区(包含若干所学校)聘请一个临床社工来解决。

六、关于精神科医生的权力

《精神卫生法》在限制心理咨询师的服务范围的同时,也给予了医疗机构,尤其是精神科医生极大的权力,甚至超过了美国同行。

精神科医生原则上在职业领域应该尽量做得"严谨而保守",甚至"如临深渊、如履薄冰"。当无法作出明确诊断时,需要多考虑"疑似"、"延迟诊断"、"需要除外的疾病"等情况,避免轻易对患者作出诊断,更不能胡乱用药。在法律赋予精神科医生极大权力的同时,如何加强精神科医生的整体素质和行业自律是另一个巨大的课题。

综上所述,《精神卫生法》的颁布无疑是中国心理学界里程碑式的历史事件,标志着中国心理咨询与治疗领域迈出了科学、规范、系统的重要一步。

第三节　司法精神病鉴定

2013年5月1日中国《精神卫生法》正式执行,精神疾病领域自此有了明确的法律依据,随之,心理咨询师和精神科医生在未来的从业过程中不可避免地会面临一些与司法精神病鉴定相关的问题。司法精神病学是一个非常宏观的概念,精神科医生、心理咨询师、临床社工等专业人士需要储备相关的背景知识,了解这个领域中经常涉及的问题。

一、民事领域的常见问题

1. 财产继承问题

当今的中国社会经济快速发展,中产阶级日益庞大,富豪人数越来越多,与财产继承有关的问题不断涌现。通常而言,针对财产继承问题申请司法鉴定的内容包括:被鉴定人是否患有精神疾病,患有何种精神疾病,在确立遗嘱时的精神状态如何,精神疾病对其思想表达能力的影响,被鉴定人是否具有民事行为能力,等等。

2. 医疗伤害问题

医疗伤害类的问题通常是指患者认为医生、心理咨询师等专业人士在治疗的过程中,对其身心造成了一定程度的伤害。比如,一位抑郁症患者的家属认为心理咨询师对患者抑郁症的治疗无效,导致患者最终跳楼自杀,因而状告心理咨询师,要求相应的民事赔偿。此时,患者自杀的原因是否确与心理咨询师有关、心理咨询师对于该患者抑郁症的治疗过程是否存在过失,就需要专业的第三方进行司法鉴定。

3. 致残鉴定问题

患者往往为了获取政府相关部门的救济或福利而申请致残鉴定。比如,一位多年的精神分裂症患者自述因病丧失了劳动能力,要求领取民政部的救济;一位躁狂抑郁症患者自述反复治疗效果不佳,药物治疗出现了严重的副作用,因而申请相关残疾福利的鉴定。此时,显然仅凭患者单方面的描述还不足以作出判断,需要对其精神疾病进行专业的司法鉴定。

二、 刑事领域的常见问题

1. 刑事能力

刑事领域最常见的情况就是判断被鉴定人是否患有精神疾病,患有何种精神疾病,被鉴定人实施危害行为时的精神状态如何,精神疾病与其实施的危害行为之间的关系,以及有无刑事责任能力。其次,判断被鉴定人在法律诉讼过程中的精神状态以及是否具有诉讼能力。

2. 诈病

刑事领域中,有些犯罪嫌疑人会自称自身患有严重的精神疾病,以此来逃避法律责任,此时,需要对被鉴定人的刑事责任能力进行评定,判断被鉴定人是否"诈病"。如果经过鉴定,认为被鉴定人在实施危害行为时确实患有精神疾病,并且由于严重的精神疾病导致被鉴定人不能控制或不能辨认自己行为的,就属于无刑事责任能力。反之,如果经过鉴定,认为被鉴定人虽然具有精神疾病的既往史,但实施危害行为时并无精神异常,或者被鉴定人实施危害行为时,处于精神疾病的间歇期,精神症状已经完全消失,那么被鉴定人就具有刑事责任能力,判断其属于诈病的情况。除了逃避法律责任的目的以外,诈病还常常出于骗取社会救济、逃避服兵役、骗取保险公司的赔偿等目的。

3. 性犯罪

举例而言,针对一名恋童癖患者的司法鉴定,其重点是评估被鉴定人是否有治愈的可能,恋童的倾向是否降低,再犯罪的风险有多大,等等。

4. 暴力

与暴力犯罪有关的司法鉴定,主要判断被鉴定人的暴力行为是否与精神疾病有关,比如反社会人格障碍、冲动控制障碍,对精神疾病的治疗是否有效,精神疾病复发的可能性,以及未来再次暴力犯罪的趋势。

人们通常误以为年轻人容易暴力犯罪,事实上,老年人同样容易出现暴力问题,只是导致两类人群出现暴力的原因不同。老年人可能由于痴呆、大脑受损、丧失了抑制行为的能力所致,而年轻人则往往是大脑发育不成熟、缺乏理性思维能力、冲动控制方面存在问题所致。

三、 司法精神病鉴定的原则

精神疾病的司法鉴定就是鉴定人通过专业性的评估和诊断,根据案件事实和被鉴定人的精神状态给出鉴定结论,为委托鉴定机关提供科学的证据和建议,帮助司法机关作出判决的过程,可以参考以下操作原则。

1. 澄清鉴定问题

明确需要鉴定的是被鉴定人当前是否具备法定能力,还是被鉴定人在过去某个时间是否具备法定能力。

2. 兼顾保密条款

如果被鉴定人恰好是精神科医生本人的患者,在鉴定过程中必须兼顾医生对患者承诺的保密条款,必要时,可以申请患者或患者家属授权破除保密条款。

3. 判断行为能力

医生通过出具患者过去的相关诊断,或是申请对患者进行相关检查,判断患者是否具备相应的行为能力。

4. 评估综合能力

患者某一种功能受损并不代表其综合行为能力就弱，因此，医生在对被鉴定人进行鉴定时，不能仅仅考虑患者某一个方面功能的受损，而需要综合评估患者的判断力和行为能力。

第四节 短程心理咨询与药物治疗的整合

无论在美国还是中国，绝大部分从事心理咨询的专业人士都是心理咨询师和临床社工，拥有处方权的精神科医生是少数群体，所以，在通常情况下，为来访者提供心理咨询服务和进行药物治疗的往往不是同一位或同一个团队的专业人士。因此，理想状态下，一个优质的心理学服务团队中，必须包括少数拥有处方权的精神科医生和多数心理咨询师、临床社工等专业人员。

一、 咨询与药物的适用范围

1. 根据症状的严重程度

轻度的症状和问题适合进行心理咨询，中度到重度的疾病则适合咨询与药物相结合进行治疗，因而，心理咨询几乎适合所有的来访者。

【示范】

> 来访者为 40 多岁的女性，本科学历，因工作压力较大，近一年来出现失眠、严重脱发、肩膀痛等症状，来访者不知该怎么办，前来寻求咨询师的帮助。

来访者：我主要是工作压力比较大。和您简单介绍一下我的情况吧。我从小和外婆一起生活，直到上学才回到父母身边，因此我和母亲的关系一直不太好。这么多年来靠自己的努力，我在工作方面表现得还可以。但总有一点不太好的感觉就是只要工作稍微清闲一些，就会有很强的不安全感。近期因为工作压力非常大，出现了晚上睡不着觉、掉头发、肩膀疼等症状，还出现了"鬼剃头"的情况，头上有七八处头发成片地掉了，想问问您这是怎么回事。

第九章 与短程心理咨询相关的其他问题

············

张医生：你目前存在的症状是焦虑的表现。这种焦虑的状态持续多久了？

来访者：其实自从进入现在这家公司我就开始焦虑，真正出现掉头发、睡不好觉的症状大概有近一年的时间了。

············

张医生：首先，从你目前的焦虑程度看，你需要药物治疗和心理咨询相结合，仅靠咨询难以解决问题。关于药物方面，你需要去看精神科医生，因为你目前的症状达到了需要药物治疗的程度，药物在短期内对你的问题见效较快。其他和你有同样问题的人一般有两种药物可以选择，一种叫百忧解①，是抗焦虑的，另一种是苯二氮卓类药物②，抗焦虑的同时还能促进睡眠。另外，一个焦虑的人睡眠会比较浅，睡觉的时候总会动来动去的，如果长头发的话就更容易掉头发，包括洗头发的时候也是一样的道理，所以在你已经出现脱发的情况下，从养发、护发的角度来考虑，短头发可能会好一些。其次，你可以继续和咨询师联系，在目前的工作压力源不变的情况下，通过心理咨询学习一些减压的方法。刚才提到周末不上班、听喜欢的音乐能使你放松，持续做这些能够使你放松的事情。另外，你现在通过自己的努力，车、房都有了，也有了丰富的工作经历，家里老人也都有所保障，可以说没有什么经济负担，目前的工作最坏的结果也无非就是辞职换其他工作，既然最坏的结果都能接受，你还有必要让自己有那么大的压力吗？你又不是职场"菜鸟"，失去这份工作就很难找到其他工作。这么多年的工作经验，你早已经明白什么工作能做，什么工作不能做。如果你这么拼命的话，依然还做不好，那很有可能就不是你的问题，而是公司的企业文化、管理等方面有问题。这么想问题的话，你就容易放松下来。

2. 根据症状或问题的类型

生物学症状严重的来访者，适合药物治疗；而心理方面的问题，比如人际关系问题，则适合心理咨询。

---

① 百忧解：属口服抗抑郁药。主要是通过抑制中枢神经对5-羟色胺的再吸收，来用于治疗抑郁症和焦虑症。

② 苯二氮卓类药物：苯二氮卓类药物具有抗焦虑作用、镇静催眠作用，且具有使用安全、起效快、耐受性良好的特点。

【示范】

来访者为 20 多岁的男性,大学学历,自述在人际交往上有恐惧感和紧张感,总是在意别人的看法,感到痛苦,前来咨询。

来访者：我现在有一些生活上的困扰,主要表现在怕打扰到别人和怕被别人打扰。

张医生：能讲得再具体些吗?

来访者：比如说我现在在外面租房子,楼上特别吵,房子的隔音效果又不好,我就上楼和对方理论,结果那个人很不讲道理,也很不道德,依然那样吵。我在下面就总是担心上面有吵的声音,那些声音没出现之前我会特别焦虑、紧张,当那个声音出来之后,我就想是该上去和他争吵还是好言好语地商量,结果就在这无限的纠结中选择忍耐,反正这个声音迟早要过去,等这个声音过去后,我又开始担心下一次声音什么时候到来,就这样周而复始地陷入其中,特别痛苦。

···········

来访者：我是活在别人眼里的人,和每个人相处的时候我都看别人希望我怎么样,然后按照他们希望的那样做自己,而不是有自己的个性,表现出自己内心的想法,这点也很困扰。还有最困扰的是有种恐惧感和紧张感,就像我刚才和你讲的,担心那个声音再出来之前我就特别恐怖和紧张,有时肌肉都出现很酸痛的感觉。

···········

张医生：第一,你的情况属于焦虑,程度是轻到中度,也就是暂时可以先不用药,如果再加重的话就需要服用抗焦虑药物了,现在是可用可不用,我们尽量选择不用药。另外选一种你喜欢的运动方式,游泳也好,跑步也好,只要是你喜欢的运动,坚持每周 3 次以上,每次至少半小时,目的不是让你喜欢体育运动,而是运动是生物治疗的一部分,可以使你的焦虑降低,只要焦虑降低,你对声音就不会那么敏感了,睡眠也会变好,也不那么容易生气了。第三种生物治疗是听能使你放松的音乐,找一种能使自己放松的音乐,平时上下班路上或在家没事时多听,也可以缓解焦虑。第二是心理治疗。现在你已经知道自己的焦虑是哪里来的了,特别在意别人的看法,总是按照别人的期望去做,一方面说明是你是个优秀的年轻人,不想让自己变成反社会的人,所以总是想着社会期待你变成什么样,社会对优秀的人有什么要求,你在自我要求的同时也给自己带来了压力,明显你的焦虑源于你的认知。因为你太在意别人的看法和感受,太在意自己的优秀,越重视越不能我行我素,就容易焦虑。现在不是真的让你我行我素,出去想干嘛干嘛,而是焦虑的时候就提醒自己因为太在意了,需要转换一下认知,换个角度看问题。在心理学角度,我们把这个叫作"短程认知行为疗法"。第三,在社会资源方面调整。你刚才提到自己有社交恐怖,和人打交道时会恐惧,如果有资源的话,尽量不要做客流量多且不断发生变化的工作。如果每天见各种陌生人,再加上有人和你发脾气,而你又能和别人发火,就容易使你焦虑,这是工作上尽量利用资源调整一个合适的工作岗位。生活上,尽快结束目前的局面,楼上有个邻居,平面上有个室友,周围都在干扰你,而你又不可能让邻居都闭上嘴不发出声音啊,如果经济条件允许的话,就调整到周围邻居少或只有一面有邻居的房间,如果经济不允许可以暂时不做。总结起来,就是从生物、心理、社会来全方位地干预你的焦虑。

二、来访者对药物的认知

当咨询师建议来访者考虑药物治疗时,来访者对药物的认知未必能够与咨询师的建议保持一致,尤其是当来访者与咨询师持相反、抵触的观点时,咨询师更需要妥善处理。

1. 积极型来访者

这种类型的来访者认为咨询师对自己症状的评估非常准确,认可咨询师给予的建议,积极接受药物治疗。

【示范】

来访者,女性,40岁,小学毕业,以前自己开饭馆,后来因家里有人赚钱,不需要她再出去工作,便回到家里照顾11岁的孩子,每天除了接送孩子上学、放学就没有什么事情可做了。大概一年前,发现自己的注意力不集中,就随便找医生看了一下,吃了谷维素和治疗更年期的药物,没想到用药后不但没好,症状反而加重了。半年前开始出现心慌、害怕、紧张、恐惧、浑身乏力、盗汗、失眠、不愿和人交流等症状,对此来访者感到非常害怕,又去看了医生,用药后效果有所改善,但是没多久就又犯病了,治了半年,没有什么起色,加剧了来访者的恐惧感。

张医生：现在我们来讨论一下你的问题，在我看来，你应该是适应障碍，同时伴有焦虑，表现为焦虑症。你长时间从事高强度的体力工作，这种体力消耗就会降低人的焦虑，你的这些症状也就不会表现出来。突然让你变为只是接送小孩的退休状态，这仅相当于让你给客人送一次菜，没有什么体力劳动了，这种退休状态让你的劳动强度发生90％的变化，你在适应这种新的生活方式时就产生了焦虑的症状。

来访者：对对对，我就是适应不过来的感觉。

张医生：那该怎么做呢？首先是生物疗法，我会和你的主治医生去讨论你正在服用的药物，如果管用就继续用，不管用还可以考虑其他的抗焦虑药物。除了药物以外，最常用的还有运动疗法，你现在需要尽快寻找或者培养一种能恢复你体力劳动这种强度的运动，不管是游泳、跑步、遛弯儿还是骑自行车等其他什么运动，过去你比较忙顾不上，现在你一定可以找出自己比较喜欢的运动方式，一定要达到你在餐馆工作时的那种强度，这样可以起到缓解焦虑的作用。这么做的目的是为了治病，不是为了让你爱好体育或者去拿奥运金牌等。生物疗法里还有一种是音乐疗法，对你比较困难的是平常不喜欢听音乐，不知道哪种音乐可以使你放松，你可以去找去试，秧歌、二人转或者是录下来的春节晚会等，看看什么能使你开心、放松，也能起到治疗焦虑的作用。但是没有音乐爱好或者教育程度比较低一点的人，这种疗法可能会起到相反的作用，越听音乐越烦，那就不要做了，但运动不会越做越烦的，这些是生物疗法。从心理方面来看，你刚才自己已经讲到答案了，你说自己不想的时候就不焦虑，但让你不想是不可能的，脑子一旦空下来你就会胡思乱想。那你去想那些有用的事情，把脑子占住，比如看看电视，讨论讨论新闻，帮孩子做家庭作业，你的孩子11岁，已经赶上你的毕业程度了，你和她一起做作业，一起学习，目的不是让你学习小学课本，而是在帮助孩子的过程中，既能提高你的文化程度，还能加深和孩子的感情，以前你总是很忙没时间管孩子，现在你们一起学习多有意思啊，让她给你当老师，她越讲越高兴，越讲越爱学多好啊。最主要的就是能占用你的大脑，让你没时间去想那些让你害怕的问题。你自己知道这些症状不是更年期造成的，也不是真的能发生什么危险，是你感受到危险无时不在，如果你把大脑都占住，时刻提醒自己没什么大不了，只是有点焦虑，症状也能有所缓解。第三，从社会资源的角度来看，家里有人挣钱你就不用出去赚钱了，这是好事，但有了这个资源得善用，不能乱用，尤其不能有病乱投医，你的病需要找正规的精神科医生,给你开抗焦虑药,需要花一些钱,但你的钱就得花在刀刃上,不要随便找医生给你吃那些对焦虑没有作用的药。我很高兴能看到你拥有一定的社会资源,不用工作,有时间在家带孩子,还能去大城市看病,多一些资源肯定是好事,但不要急于都用掉,要善于利用这些资源。我这样帮你分析,你能清楚吗?

来访者:很清楚。

张医生:你觉得能对你有帮助吗?

来访者:很有帮助,我现在用药有十几天了,我觉得很管用。

张医生:很好,那就继续再用,你得的病叫作"适应障碍并伴有焦虑",它的表现和焦虑症一样,而且这不是什么大病,是可以治疗的疾病,不会影响你的正常生活,不会影响你的更年期,也不会影响你的未来。但你得生物、心理、社会加到一起治,不能只是吃药,用我们刚才讨论的办法一起治,预后就会非常好。

来访者:好的,谢谢您!

2. 消极型来访者

这种类型的来访者否认自己症状的严重程度,甚至否认自己患有精神障碍,拒绝接受药物治疗。

【示范】

> 来访者,女,16岁,小时候和爷爷奶奶生活,上学后回到父母身边,但总是给父母惹麻烦,所以经常被父母打骂,她从小就觉得父母不喜欢她,对她不好。今年父母将其送到国外读书,前段时间因为和宿舍的同学发生矛盾,便拿刀威胁对方,因此被学校要求接受心理治疗。来访者从小学五六年级开始就有自残行为,曾多次用小刀划伤自己,喜欢血流出来的感觉。

张医生:你现在还不到18岁,没有达到精神心理疾病的临床诊断标准,你现在的很多症状和你从小的成长经历有关系,比如你小时候不在父母身边,和父母发生冲突时受到体罚,身边人不喜欢你,等等。同时还和你不到18岁有关,在人格发育的过程中你受到了一些创伤,正常的孩子在你这个年龄是不会发怒到自残的,也不会拿刀去威胁别人,偶尔一次还有可能,而你的频率已经比较高,到18岁就可以达到临床诊断标准了,所以不是你说的仅是国外学习的压力带来的，这是第一点。第二，大部分人都是人格发展得很好，心理承受能力比较强的情况下才会选择出国留学，因为国外除了学业上的压力以外，还有语言和文化的压力，并且父母不在身边，支持系统也不好，所以如果心理承受能力和独立性不强的话，就容易产生问题。像我们二十几岁出去留学，独立生活、独立照顾自己，相对就会好一些，而你们这些小留学生的压力就会更大。因此，你本来是个身心不健康的小孩儿，再加上这种跨国、跨地域、跨文化的压力，就容易使你的症状加重。我坦率地讲，像你这种情况是不适合到国外留学的，学学语言倒是可以。因为国外的这种压力对你来说是需要有持续的支持系统的，所以我刚才问你父母是否有可能陪读，询问你家里是否有足够的经济条件，你身边的室友和你一天好一天不好的，没办法成为你持久的支持系统。对于你这样身心不是很健康的孩子来说，在高压环境下，又没有支持系统，很容易使你的症状反复出现。你的问题不是一天两天养成的，需要长时间的系统治疗，在国外这种持续高压下，恢复就很困难。比如说一个人有关节炎，如果不跑步你看不出他的腿有问题，一旦跑完马拉松，你立马就能发现他的腿可能坏掉了，就是因为他的腿本来就有问题。你是个从小到大都容易生病的孩子，在生理上和心理上，在国内就相当于你有关节炎，把你送到国外就相当于让你跑马拉松，你现在就是有关节炎的人去跑了马拉松的效果。这段时间在国内有支持系统的情况下就要抓紧治疗，把自己调整好了再研究留学的事，这是最理想的状态。听上去你比较着急回去，我不太清楚你父母是怎么想的，如果让你带着这些"创伤"继续回到那样的压力系统下，你很可能还是坚持不住。我刚才问你学习好不好就是想了解你是否很适应那边的生活，是否外语很好，而你给我的答案全是否定的，年纪小，身心不健康，外语不好，父母又不在身边，这么多压力因素放在一起就不容易不出问题啊。这个问题该怎么解决呢？第一，得利用休假这段时间，接受心理医生的治疗。第二，得从父母的角度看还能给你提供怎样的支持。第三，如果再严重的话就得考虑用药了，不能仅靠心理咨询。

　　来访者：我不想用药。

　　张医生：那就得和你父母商量了，你也有权利选择，医生肯定不会强迫你。

　　来访者：我觉得我没有权利选择，因为家长只会听医生的，不会听我的。当时去看医生的时候我就想拒绝，但我爸非要让我去。就这么说吧，我觉得我的说法在医生面前没有什么力度。

张医生：我觉得你今天讲得很清楚啊，逻辑也很清楚。

来访者：但是没有力度。

张医生：没有力度是指什么？

来访者：就是你没有觉得他理解你的意思了。

张医生：也就是说你觉得医生没有理解你想表达的意思。

来访者：或者说是医生和家长决定的事情，不管你愿不愿意，家长都会给你压下来。

张医生：那倒不一定，肯定都要和你一起谈，把你的想法、你目前面临的问题以及在我们看来该如何治疗和你讨论。

来访者：我不想接受长时间的治疗，因为我还想回去，我觉得就是时间的问题，待上一段时间后慢慢就会好了。毕竟我现在还小嘛，可塑性还很强。

第十章 完整案例示范

第一节 年近四十的我事业情感两困惑(案例一)

一、案例概览

来访者,男性,三十几岁,博士,已婚,无子女。来访者目前面临两方面的困扰,第一,一直从事的科研工作是否要更换;第二,与妻子结婚后,对妻子比较轻视,在亲密关系上也存在困扰。

咨询师通过问询发现,来访者不仅拥有物理学的博士学位,而且是副高职,有望在两三年里评上正高职;在家庭方面,来访者的妻子也具有理工科硕士学位,来访者对于妻子的不满主要在于为人处世方面,而这部分的能力是可以通过训练达到的。

咨询师还发现,来访者目前拥有的资源、取得的成就,远不像他讲的那么糟糕,而这种过低的自我评价,正是因为来访者的认知偏差带来的。咨询师从来访者目前拥有的资源、可能的发展前景、妻子的优势、对未来小孩的好处等方面给予来访者正向的鼓励,并引导其客观地看待自己、目前的工作和妻子。

原本抑郁、焦虑,对工作和婚姻生活都丧失信心和动力的来访者通过本次咨询,感到收获颇多。

二、咨询实录

张医生:你好,我是张医生,讲讲你的困扰吧!

来访者:我现在有两方面的困扰,一个是工作上的,一个是婚姻中的。在工作上,我一直考虑要不要换个工作。我目前在一家研究机构里做基础研究,但是我不喜欢科研方面的工作,想做一些应用方面的,到公司里去。另外,目前工作压力也很大,我个人也不希望在事业上有多大的成就,想要轻松过日子就行。但是,我之前读完博士,今年已经快 40 岁了,想换个工作不是很容易,而且我现在的老板对我很不错,还一直劝我留下来。我对这个事情一直很纠结,大概已经有一年多了。

张医生:你现在的职称是什么?

来访者:副高职。

张医生:如果是提到正高职,你有多大的把握,还需要多长时间?

来访者:理论上到今年就可以评正高职了,但是我个人在学术上确实没有多大的成就,今年比较困难。

张医生:在可预见的未来,你提职称还需要多久,还是彻底没有希望?

来访者:应该说时间不会太长,因为在学术这块我过去的一段时间比较懈怠,也没有想过一辈子要搞科研,所以我觉得评不评正高都无所谓。

张医生:现在我们不是讨论你对科研的兴趣,你好像还没有回答我的问题,如果评正高,你有多大的可能,大致还需要多久?

来访者:这个评上肯定是没问题的,但这个不取决于我,取决于我的老板。

张医生:呵呵,你好像还在绕着圈子,这当然不完全取决于你了,还跟单位、国家都有关系,我是想问,这需要 100 年吗?

来访者:不需要。

张医生:那 1 年到 100 年之间,需要多长时间?

来访者:我老板跟我承诺,不会太长,3 年吧。

张医生:那你觉得他说这话有多少的真实性?还是只想鼓励你让你替他多打打工?

来访者:确实是可以得到的。

张医生:也就是在你 40 岁的时候,可以评上正高职了,是这意思吗?

来访者:对,没问题。

张医生:很好,我帮你分析得是在现实根据的基础上,否则就变成幻想和空谈了。你这里也不用过分谦虚,实事求是就可以了。

来访者:嗯。

张医生:另外我想再问一下,你现在从事的专业,在市面上有没有这样的公司可以应用到你所学的专业?

来访者:没有,我是学物理的,很前沿的。

张医生:前沿到什么程度?全国人民,除了你和导师懂,其他人都不懂的程度?

来访者：嗯……倒不至于只有我们两个懂，但是全国可能只有几百人懂。

张医生：看起来跨行确实很难，一般处于类似状况的人，正高职更是要志在必得了。如果你的专业是能够直接创造价值，比如你给公司带来100万的价值，你提成10万，这没问题。但是像你这样的职业，不能直接创造价值，一般老百姓也不懂你在干什么，那一般需要从两个方面来证明你的价值。第一，学历，这个你已经有了，已经读到最高学历了，这代表你的智商很好，书读得不错；第二，你能做到副高职，说明你有能力。你这绝对是过五关斩六将，全国人民60%是农民，城里人有一半能考上大学，能考上硕士的是很少数的，能考上博士就是更少数，将来能做到正高职就更是凤毛麟角了。正因为评职称不是由你个人来决定，而是由单位或是专业委员会的审核，再加上一些客观的标准，这才能证明你的能力。还有一点，按照你的时间点，提到正高职也不过是40岁，男人到了45岁还是年富力强的时候，所以有句话叫"生命从40岁才刚刚开始"，你有些倦怠我能听得出来，或者说有一定的挫折感，一会咱们再讨论这个事。即便是带着这些情绪，你还能拿到博士学位，做到副高职，这已经说明你是有能力的人了。咨询师不能告诉你下一步该怎么做，但是处于类似状况的人，一般会用较少的代价去争取更高的认可，就是正高职这个事情，我刚才说100年不完全是开玩笑了，如果是花费二三十年才能拿到，那咱们可以抓紧时间干点别的事了。很重要的是，在比较年轻的时候，把这些该争取的争取到，出去的话是一种能力的象征，比较像是你的"介绍信"。

来访者：嗯。

张医生：假设时间往前推移两三年，你把这个职称拿到了，这里面还有个问题。一般学物理的人，数学都比较好，因为我是芝加哥大学毕业的，像李政道、杨振宁他们都是这所大学物理系出来的，他们的数学也都了不起呀，这物理和数学一般都是通着的，和化学的关系要远一些。你好像比较谦虚，但是我根据你现在所获得的成就可以判断，物理专业能够做到副高职，一般都是数学和物理都很好的人。在中国有这么个理念，"学好数理化，走遍天下都不怕"，现在这三件事你搞通了两个，还觉得无法在市场上打下一片天地，我都觉得是很奇怪的。我说的不是科研，不是开公司做CEO，是跟教育有关的事情。中国有那么多的孩子在学习这些科目上都有需求，有的人带出几个能在奥数上得奖的孩子就开始鼓吹自己，那咱们是货真价实的物理学博士，怎么会没有市场呢？你是教育里的精英，在人人都重视教育、重视数理化的环境里，你这个前景可就广阔了。所以，我不知道你是不是谦虚、自卑的成分多了点，我从刚才的角度帮你分析了以后，你觉得在职场困扰这部分能对你有帮助吗？

来访者：有帮助，我听了很高兴。

张医生：我是帮你打开思路，并不是告诉你一定要做什么，你在尝试的过程中可能还会出现新的问题和障碍，咱们可以再去解决那些问题，但至少在想法上别把自己想得那么自卑，太过谦虚就跟"虚伪"差不多了，只要实事求是，有一说一就可以了。

来访者：我觉得你说了很多，很接近重点，一下让我有了很大的自信。关于工作上，我还有另外一个困扰，我想做的事情还有很多，我还想去学心理学或社会学。

张医生：一般人是先把自己手里的事情做好，比如先拿到正高职再去讨论怎么去学心理学的事。心理学是科学加人文，一般学习心理学是文科出身比较多，理工科很少，有个诺贝尔经济学奖获得者丹尼尔·卡尼曼（Daniel Kahneman），他搞的就是计量经济学。你学物理出身，如果是从怎么去帮助那些原本跟你一样，相信"学好数理化，走遍天下都不怕"，到头来还是有困扰的人群去解决问题，现身说法，帮助物理行业有困扰的人，那这部分人群就不少呢！所以，你想学心理学不是坏事，但是不能所有的事情都是浅尝辄止、半途而废，你现在离正高职就"一步之遥"，如果放弃再从头开始学心理学，这不是很麻烦嘛。你把物理的事都做清楚了再转行是一回事，如果是正高职"混"不上去到心理学行业去"混"，就把很多导师都吓跑了呀，总感觉你是个半途而废的人。你现在要不要学心理学、社会学，那是下一步要做的，现在要先抓紧时间把现有这件事做好，先把一个山头攻下来，再说另一个山头的事，很可能就不是从头学起，它们之间也有千丝万缕的联系，选择一个适合自己的分支就好了，这样清楚了吗？

来访者：清楚了。我还有一个困扰就是，我担心我评上物理学的教授后，就更下不来了，那时候想撤都撤不了。

张医生：人生很多时候不是想撤撤不了的事，如果攻下这个山头，请你当学术带头人了，你很可能就不想下来了，那时候再想怎么巩固阵地的事，那是美丽的困扰；如果上去了还跟原来的想法一样，那叫"战略转移"，人生可以换跑道嘛。一定不能做的就是，趁着自己痛苦、糊涂的时候，抓紧时间作决定，而是要先把自己弄明白，拿下来以后如果还有困扰，咱们再讨论。咨询很多时候不是一次就解决所有问题，下次就没机会了，有好多人都是终身参与咨询,随时遇到困扰随时咨询,只不过每次咨询的问题可能都不一样。你可以放宽心,有问题的时候再来咨询,这样清楚了吗?

来访者:非常清楚了!

张医生:好的,那可以讲讲你下一个困扰。

来访者:下一个困扰就是我和爱人之间的关系。我们俩结婚四五年的时间,大概结婚1年以后,我在性生活、身体接触上就没什么兴趣,不积极、不主动。当然也是受工作困扰的影响,那时候就在想不能再做物理行业了。另外,结婚的时候就觉得她不是我特别喜欢的类型,比较轻视她,觉得她这儿也不行、那儿也不行,包括我也不想要小孩。从去年开始我参与咨询,也准备要小孩,性生活恢复了,但总感觉不是很有激情,而且我老婆对我也挺不满意的。

张医生:你是只对老婆不感兴趣,还是对所有女人都不感兴趣?

来访者:对老婆。

张医生:对异性没有问题,只是对老婆不感兴趣,对吧?

来访者:对。

张医生:你总是觉得看不起老婆,觉得她有问题,你老婆的学历是什么?

来访者:硕士。

张医生:她跟你是一个专业吗?

来访者:不是,但也是学理工的。

张医生:那看起来学历跟你差不多了,你是博士,她是硕士,有的时候物理学家看人总觉得对方笨,你觉得她不行,是哪方面不行?

来访者:我觉得她为人处世方面不太好。

张医生:那看起来你为人处世方面比她强?

来访者:我也不行啊,我原来就希望有个为人处世比较好的人能带着我走,但是我们俩差不多,她比我更差。

张医生:呵呵,五十步笑一百步,是这意思吗?

来访者:对。

张医生:第一,你读到博士,说明脑子很好使了。你做的专业全国只有少数人懂,再想找个这方面比你强的、"导师型"的女人,这种可能性很小了。能得到像你老婆这样的已经不容易了,本身女人学理工科的就少,再加上还有照顾家庭、赚钱这些事,能做到目前这程度已经很不错了。第二,如果想找个为人处世行的人,这种选择当然有它的好处,比如找一些学新闻、心理学等人文学科的人,都特别能讲,但是我总觉得,即使找了这种女人,对你的结局也不一定好。你想，一个女人学了理工科，还能读到硕士，这肯定不是笨的女人吧。你如果找个人际关系比较强的这也不难，但是如果脑子比你笨，北方有句话，叫脑子笨得像"棉裤腰"，在你这种火眼金睛、数理基础这么好的人眼里，也会有麻烦，你能受得了吗？

来访者：我过去咨询的时候，咨询师讲到我很可能是把自己的不满投射到我老婆的身上，我觉得挺有道理的，感到自己过去挺混账的。我之前对她的不满意，经过这几年，尤其是去年开始咨询以后，我对她的满意度已经可以达到 80 分了，以前可能只能打 10 分。

张医生：这多好，我想说的意思是很可能你找了一个人际交往好的人，还不一定能够达到现在这么高的满意度。因为你的智商比较高，以自己为参照系去看别人，就会出现这样的情况，我并不认为这是你混账的表现，而是你的真实感受。现实生活中人际关系搞得好、脑子笨的人多，像你太太这种脑子好使、搞理工科的人少，为人处世是可以训练的，但是你不太可能把一个脑子不好使的人训练得好使，这几乎是一出生就定了的事。你刚才讲到通过一个人参与咨询，对她的分数已经提高这么多，如果是两个人一起参与家庭治疗，"一帮一，一对红"，就会更好。你们都属于理性思维好、智商高的人，一般情商会比较低，这是很正常的现象，因为你的大脑都用来发展智商了，把发展情商的部分给占用了，发展平衡的人是比较少的。但这恰恰是可以通过训练解决的。所以，你等于是挂一个号，把两人一起提高了，把两人的不满意一起都改进了，如果两人都能达到 80 分，那基本就能做父母了。你如果找一个社会技能比较好的人，小孩脑子好使的可能性就会变小。你们两人都这么聪明，一般小孩智商都会很高，等你们俩把情商这部分训练好，再教给小孩，那小孩长大不就成全才了嘛，不会再走你这条路——智商高，情商稍有点待开发。看起来，从时间、周期和你的进步上来讲，这都是好事了，所以你得给自己庆贺，另外你还能"未雨绸缪"，这已经非常好了。你把过去的影响叫"投射"，在我看来就是互相影响，工作不满影响到家庭生活，丈夫不满影响妻子，妻子不满也会反过来再影响丈夫，咱们同步都解决就完了。现在在工作上，你能干到副高职，这也是正经八百的 80 分，生活上也能达到 80 分，如果人生 200 分是满分，你已经达到 160 分，而且在未来的两三年内还会有显著的提高。我这样帮助你分析，你觉得有帮助吗？

来访者：很有帮助，我觉得你的分析都是从很高的境界上，提纲挈领的，把主干理得很清晰，其他的树权都砍掉了，让我看得很清晰。

张医生：我就是比较实事求是，你是过于谦虚的人，是个很高级的知识分子,跟很多有一说三的人不一样,你基本上是有一个说半个。如果有什么问题,我们下次再讨论,好吗?

来访者:张老师,我还有个问题想问。最近三年多的时间里,我所有的思想都放在了怎么调整、改变自己的心理,矫正自己的行为上,闲下来的时候,我都在想这些事情,从早到晚。

张医生:第一,这么多年的困扰不要期望一次都能解决,贪多嚼不烂,先要把今天讨论的两件事好好琢磨一下。第二,你说好多行为希望得到纠正,我认为先要纠正认知。人往往先有一个对待事情的认知,比如你刚才讲到搞物理搞到2/3,觉得自己干下去没什么前途,出去又找不到好工作,这么一想就比较容易抑郁,这种情绪就会导致一个行为,不想出门、不想干事、抱怨。所以,认知影响情绪,情绪影响行为,不能是没啥事就想着怎么纠正行为,而是先要把认知调整好。今天我们从认知的角度讨论了两个方面,一个呢,无论以后搞不搞科研,都先把正高职拿下,也不枉咱们搞了一次物理,这是认知部分。我没教你怎么弄论文,因为我也不会,我也不是搞物理的,但是我把认知给你调整了;另一个,夫妻关系上,首先天下没有完美的妻子,如果智商、情商一定要二选一的话,先选个智商高的,情商的事咱们俩一起进步呗。你看一旦你在认知上调整了,知道世间没有完美的太太,越看太太就越顺眼,认知没调整前就已经80分了,调整之后不就95分了嘛。我是调整人认知上的专家,认知调整好了,你就看她更可爱了,后面这些亲密行为的事就好办了。咱也不能一下子把所有问题都解决了,先把今天讨论的两个问题,回去消化、行动,给自己点儿时间,你过去没有全心付出,许多事都已经达到很多人一辈子达不到的程度了,适当给自己减减压,有什么困扰再跟你的咨询师保持联系。你现在这两件事从认知、情绪、行为上都调整好可能就消耗一二年,这个物理学上的事关起门来自己鼓捣倒有可能,心理学上的事都不能闭门造车,你去年参与咨询到现在已经有这么多收获了,这已经很好了,不需要急于求成。过去失去信心、没有动力,现在咱也别太着急把事情一下子都解决了。我觉得你是具有理性思维的人,方向都是没有问题的,但是"冰冻三尺非一日之寒",也别急于一时,好吧?

来访者:好,谢谢你!你很乐观、幽默,还很积极、正向!

张医生:不客气,认知上受到影响了,别忘了实践出真知,要想结果不同,要做得不同才行。如果将来有新的困扰,我们再来讨论,好吗?

来访者:好的,谢谢!

张医生:不客气,再见!

三、案例分析

1. 生物—心理—社会的全方位评估

首先,从生物角度看,主人公很明显是个智商非常高的人,也有客观的实证,三十多岁的年龄,既拿到了博士学位,也做到了副高职。但是他在情商上明显是有些问题的人,表现在人到了一定的年龄,原本应该是事业、婚姻双丰收,在他这里变成了事业、婚姻两困惑。这是从生物角度来看,明显情绪不好,每天还胡思乱想,既有抑郁的成分,又有焦虑的成分,但都没有达到临床诊断标准。

其次,从心理角度来看,这个人的行为表现出了半途而废的状态,做教授做到一半不想做了,物理搞到一半不想搞了,不止是一半了,差不多是 2/3 了,因为已经副高职了;跟老婆刚准备生小孩,又开始觉得连亲密行为都有问题了,他本身还不是对异性不感兴趣的人,就是看老婆越来越不顺眼。在看待自己太太和自己物理学要不要继续做下去的两方面问题上,是存在认知上的偏差的。

第三,从社会资源的角度来看,他是个中上产阶级了,有博士学位,又是副高职,有老婆,有地方住,好像很多人想做的事,他十之七八都实现了。他也是个有资源的人,还能看得起私人心理医生,做的那些高端、前沿的事情,明显都不是私企的,都是国家单位,看起来在社会资源方面也比较好。

但是在主人公嘴里好像什么事都出大毛病了,本来是个很聪明的人,他认为自己很糊涂,整天胡思乱想,怀疑自己哪里有大的毛病;从心理上,他觉得对于前途的信心也没有了,既抑郁又焦虑,整天胡思乱想,甚至跟老婆也有问题,要不要小孩的问题也拿出来重新讨论;社会资源方面,工作那么不好找,全国好像也没有第二份做他这个事的工作。在他这个年龄,好像应该是生物—心理—社会都比较成熟的时候,在他那好像土崩瓦解,没有一点可取之处了,工作也想放弃、老婆也想放弃,还怀疑自己脑子是不是有毛病。明显可以看出,他不是谦虚过度,而是在认知上存在偏差,对自己的评价没有做到实事求是。工作的事影响到家里,家里又反过来影响工作,最后就全盘崩溃了。我们通过分析看到他在认知上出现了错误或是偏差,这个过程叫什么呢?实际上就是引导发现(Guided discovery),在咨询师或治疗师的引导下,发现一个比较接近真理的东西。这个引导发现是个治疗学的思想,所以我在这里不是陪别人聊天,是基于对话的治疗,这跟兄弟之间、父子之间、姐妹之间的聊天不一样。我们的"聊天"是引导他发现一个新的自我,起到治疗的作用。

2. 干预与治疗

本案例中的来访者明显没有什么阻抗,很积极地想要帮助自己,我们重点需要调整他的认知。

第一,先要肯定他在物理学领域的成绩,而且我说的都是实事求是,不是夸张。这样我先从认知上鼓励他,同时还告诉他,就算将来提成正高职,不想干这个事,虽然这个专业不能直接转行到应用领域,但是也还有其他的事情可以做。

第二,关于太太的问题也是一样,最主要的毛病出在哪里? 一个数学家、物理学家眼里很难看别人是非常聪明的,但是女性还要担负着生育子女的事情,她怎么和你相比智力上的事呢? 到目前的程度已经非常好了,像他太太这种聪明程度的女人也不是在人群中随手就能拈来的。他认为她社交技能不好、情商有问题,但是他自身在这方面也不是很行,这毕竟是个技能,是可以通过训练提高的。

第三,现在他还想去学习心理学,这事得给他降降温,别脑子一热影响后面的大事,先是通过"顺势",在已经拥有的资源基础上,把能争取的争取到,不要一下子转行,把现有的先做好。

第四,他如果做到正高职会获得更多的社会资源,还没等我说,他自己先担心了,万一等到那天下不来怎么办? 那有什么不好呢? 人后悔是因为作了错误的决定,哪有人因为当年糊涂,后来作了正确的决定而后悔的,一不小心当了学术带头人了,那个时候你很可能就不想撤退了! 所以如果现在的决定是错误的,未来的决定是正确的,这也没什么可后悔的了。如果未来证明自己现在的想法是对的,确实不想搞科研了,那个时候再下来,不是有了更多的社会资源嘛,也不会是坏事了。

3. 咨询中幽默的使用

我们先来说说幽默的事情。那么这个咨询结尾的时候,来访者说我很幽默,我们来说说关于咨询中要不要使用幽默的问题。这往往是个双刃剑,比如有的人在生活中很幽默,说话让你捧腹大笑,但是在压力场下,你一边想着评估、干预,还能不能幽默,这又是一个挑战了。所以,平常幽默的人到咨询室不一定幽默,平常不幽默的人很可能进去以后更难受了。

在我看来,能用幽默的时候一定要用,先说说它的好处。其一,它使人看起来非常人性化,虽然咨询师学了精神分析,学了短程焦点咨询,但这听起来都特别遥远,不像是个俗人,感觉像是物理学那些抽象的概念,感觉不到和人很亲近。幽默有什么特点呢?它能让人会心地笑。其二,它能让人感觉到平易近人、热情。不管是隔着电话,还是面对面的时候,总让人感觉到放松,让人感觉到这事没那么严肃。来咨询的人,不管他是不是有强迫症、精神分裂症,老婆是不是要跟别人跑,或是工作上被开除了,来的时候都感觉到比较严重,很难过。通过和咨询师沟通,让他感觉到生活也不是那么严肃,就是有点困难而已。虽然咨询师并没有说,你那个事不是大事,但是来访者在笑中感觉到咨询师没把它当成大事,这个事看起来还有解,这是他从咨询师的幽默中体会到的。

但是如果幽默使用不当,来访者会觉得他这么难过的事,到咨询师这怎么不被当回事;或者咨询师的幽默,对方没听懂,好像咨询师只是幽默了自己,来访者没感觉有啥幽默,这就比较麻烦了;再或者,他觉得咨询师除了幽默啥也不懂。这是"话疗",基于谈话的治疗,得既专业、又人文。一定是基于科学、基于信任、基于咨询师对来访者痛苦的理解基础之上的幽默,才能真正起到治疗的作用。幽默是一种很成熟的防御机制,可以帮咨询师,也可以害咨询师,要恰当使用,不能机械模仿。幽默一定是能在咨询中使用的,至于怎么使用就是学问了。

4. 咨询中如何建立信任关系

咨询师的这些权威是怎么来的呢?是不是靠年龄大、学历高?基本上,在咨询开始的前10分钟内,咨询师要抓紧和来访者建立良好的治疗关系,否则后面可能说什么都没用了。这10分钟内怎么建立呢?我刚才直接问他:"你现在什么职称?离提正高职还有多少时间?"等于在3句话之内让对方知道,这个咨询师好像对中国的学术系统都清楚,对美国的学术系统也都了解,就能起到建立信任关系的作用。如果对方根本没有尊敬咨询师,那再说什么都没用。从我的经验里看,在10分钟之内,对方感觉咨询师真是"一盘好菜",看起来这事有解,再说什么就好办了。最高上限也是前15分钟,因为一共咨询才50分钟,1小时指的是收费标准!所以建立信任关系真的是前三脚,先让来访者说5分钟,咨询师话一接过来,就让来访者感觉到咨询师的专业,让来访者对咨询师肃然起敬。

这还跟长相、年龄没多大关系,不大可能是别人信任咨询师是因为咨询师长得老,长得年轻的人就得不到别人的信任。这些自然的条件都是既有优势、又有劣势,是个双刃剑。娃娃脸也可能是优点,也可能是缺点,也许有的人看咨询师是年轻漂亮的姑娘更愿意说话呢。当然这里也不能是咨询师才 18 岁,给一个 40 岁的物理学博士做咨询,那咨询师身上有什么东西能让他信任呢!

那是不是跟学历高有关系呢?有个心理学博士就一定好使吗?有的时候还可能起到相反的作用,如果咨询师没能在短时间内取得别人的信任,还告诉对方自己是个心理学博士,拥有 25 年的咨询经验,那绝对起到相反的作用!所以,信任关系的建立跟学历、长相没有必然的联系,而是要发挥咨询师自己的长处和优势,做自己能做好的事情。

第二节　我到底是爱帅哥还是爱美女(案例二)

一、案例概览

来访者,男,近二十五岁,在读博士。最近和一位男生的关系非常好,逐渐对对方在情感上产生了依赖感,甚至有时会有性冲动,回想起自己平时看色情片时好像对同性和异性的片子都比较感兴趣,所以怀疑自己有同性恋倾向。但同性恋不符合自己的道德观念,因此希望能改变,但多次努力都以失败而告终,所以不知道该怎么做,非常痛苦。

二、咨询实录

张医生:你好!我是张医生,请讲讲你的困扰吧!

来访者:您好!我今年不到 25 岁,是在读博士,怀疑自己有同性恋倾向,还没有完全的自我认同。我和一个男生的关系非常好,逐渐对他产生了强烈的依赖感。我非常希望改变自己,想步入主流的性取向中。但改变的过程中,都以失败告终,所以非常痛苦。

张医生:能和我说说你是怎么发现自己是同性恋或者有同性恋倾向的吗?

来访者:就是和那个男生在一起时关系比较好,情感上很依赖。比如他晚上不来宿舍看看我,或者他想追求别人的时候,我心里会很难受,有时我会对他有性冲动。

张医生：也就是说你没有对他表示什么，而是自己认为对他有性兴奋，对吗？

来访者：对。

张医生：你说的性兴奋是指见到他有勃起或遗精吗？

来访者：有勃起，没有遗精。

张医生：你现在没有和他或其他男孩子有过性活动，只是见到他会有性兴奋，是吗？

来访者：是的，没有过。

张医生：这是第一个让你有这种感觉的男孩子吗？

来访者：高中的时候对一个男生有过这种感觉，也是相处时间比较长了，产生情感上的相互依赖。男生之间有些身体上的小接触也很正常，逐渐地产生一些依赖感。但高中毕业之后离得远了，就无所谓了。

张医生：对高中这个男孩儿也引起性兴奋了吗？比如勃起、遗精。

来访者：有勃起。

张医生：你交过女朋友吗？

来访者：交过两个。

张医生：和女朋友的关系发展到什么程度？

来访者：没有发生过性关系。

张医生：对她们有性兴奋吗？

来访者：第一个女朋友比较主动，和她有身体接触的时候会有性兴奋。

张医生：有勃起吗？

来访者：有。但是当时因为接触时间比较短，她也没有主动提，我内心觉得不应该发生性关系。

张医生：也就是说你对她们也会有性兴奋，只是最后没有完成性活动，对吗？

来访者：对。我平时对她们感觉没有那么强烈，真正有身体接触时才会有些感觉。

张医生：实际上你对男孩、女孩都有性兴奋，但因为你没有进行过性活动，所以不知道是男孩还是女孩更适合你，对吗？

来访者：对的。还有就是我大概从高中开始接触网络上的一些色情片，发现男性和女性的片子我都挺喜欢看的。

张医生：也就是两类都能接受。你觉得自己是性欲比较旺盛的人吗？

尽管没有发生性活动,但身体总是有这种需要或者总有这类想法来困扰你吗?

来访者:是的,性欲比较强烈。

张医生:有很强的欲望,但因为对自己有约束,没有去做。

来访者:对。而且我现在养成手淫的习惯,次数比较频繁,每周能有两次或者两次以上,能排解一些。

张医生:你看色情片的时候,同性恋和异性恋的片子对你是同等的刺激吗?

来访者:可能是因为同性的看得比较少,感觉同性的更刺激一点。

张医生:帅哥、美女都能引起你的兴奋,对吗?

来访者:对。

张医生:男孩、女孩都能引起你的兴奋,看色情片也能引起你的兴奋,自己还有那么强烈的性欲,是什么原因让你没能和人发生性活动呢?是你刚才说的道德问题还是与别人讲话时会紧张等其他原因?

来访者:我觉得是道德问题,因为我有强烈的自我约束,觉得这种事是不对的。

张医生:你觉得结婚前做这件事不对,还是觉得性活动本身就是不对的?

来访者:没有觉得性活动本身不对,但我现在没有固定的伴侣,没有和固定的伴侣接触很长时间的话,我觉得不应该发生性关系。

张医生:你并没有认为性活动是一种罪过,不应该有这种事,而是觉得如果没和对方发展为固定的恋人关系,只是临时解决性的需求不太道德,是吗?

来访者:是的,就是这样。

张医生:好的,我明白了。你的朋友多吗?

来访者:很多。

张医生:如果不考虑性,你平时的社交有障碍吗?

来访者:没有障碍,我性格比较随和。

张医生:你的家庭是什么样的情况,能和我讲讲吗?

来访者:我的家庭应该算很幸福的,父母关系比较好,也都有自己的工作,所以我从小到大都很顺利。父母双方家里的老人也都健在。

张医生:他们对你是比较传统的教育方式,总是严格禁止你和异性交朋友,还是对这些方面采用比较民主、自由的教育方式?

来访者：自由派的，完全不干涉。

张医生：你有兄弟姐妹吗？

来访者：我是独生子，有堂哥和表哥，亲戚家的孩子都是男生，小时候和他们一起长大的。

张医生：你现在想让我帮你回答什么问题呢？

来访者：首先是不确定自己到底想要什么，其次就是有强烈的改变自己的想法，让自己回到主流的性观念中，我觉得用自我约束和控制应该是可以改变的，可能是因为我看的那些影像资料太多了，导致了现在的问题。

张医生：我先来回答你的问题，不是你看影像太多带来的问题，没有人看书和电视把自己看成同性恋或双性恋的。至于你是什么性取向今天我们不会知道答案，但我们可以讨论接下来该怎么做能知道。第一，你从小生活的环境接触异性比较少，使你对性的焦虑感特别重，但你的发育没有问题，因为处在你这个年龄段，体内都是雄激素的海洋，有强烈的性欲望，需要性刺激，所以你看色情片，并不是看色情片使你变成双性恋或单性恋。这都是生理因素造成的，只是你不知道，或者说90%以上的人不像你这样性取向不明显，他们看不看色情片也知道自己是异性恋，也确实有一小部分人不知道，对你来说并不是身体有什么错误的问题。第二，听上去你对两性都有性兴奋，所以我们不能说你是同性恋。同性恋是只与和自己同性的人有性兴奋，而你两性都有，显然不是纯粹的同性恋，要么是异性恋没能发育得很强烈，要么是双性恋。那怎么才能知道答案呢？只有去做才能知道。至于怎么做，我觉得你刚才的思路很对，如果你有宗教信仰或价值观认为必须结婚之后才能有性生活，的确很难尽快知道答案。而你只是希望和一个女孩儿严肃地交往，感情稳定后可以发生性关系，也就是说这是可以在短时间内解决的问题，不是非要等到婚后才能知道的。第三，你刚才的困扰是希望自己能和主流群体一样，因为90%的人都是异性恋，如果自己是少数派会有很多麻烦，因此在你不清楚的情况下，得尽量先往多数群体的性取向方面去"试验"，看自己到底是哪种性取向。你看帅哥、美女都能有性兴奋，并不代表他们都能满足你，那该怎么办呢？先按大多数人的方向去试，一旦能满足，哪怕是八九十分的满意也很好，这样你既能和社会主流一样，也能和自己的家庭一样，还不与自己的道德观相矛盾，很容易融入社会。如果试了之后，你只能有10%的满足，说明你的身体不是这个方向，那时我们可以再做下一次咨询。你现在是一半一半，或者说是某个方向多一点，先朝主流方向去试，这样做可以得到真正和异性交往的感受。看色情片时你发现男性和女性对你的刺激差不多,但真正和人在一起的刺激是什么样的,你不试是不会知道的。我不是鼓励你违背自己的标准,可以在这个标准上按照你的时间表往前走一步,但不能总是处在纸上谈兵的阶段,那是没办法解决问题的。这样做可能面临三种结局,第一,如果和异性在一起能得到满足,你的问题就可以解决了,那么在解决你生理需求的同时,还能让你和大多数一致;第二,如果试过之后,发现根本无法满足你,不可能与异性在一起,那时你一方面面临生理问题,另一方面就是冲击你的价值观和家庭信仰,还得面对社会的偏见,我们可以再讨论怎么能不影响你的事业和职业等;第三,关于和同性的需求,需要先抑制,不去想。如果和异性在一起感觉是对的,但因为欲望太强无法满足你,我们还可以讨论怎么调整性欲,不管是运动、音乐还是药物等办法,性欲不能强到不健康的程度,你现在没去试,所以不知道。这样讲不知道你能听懂吗?

来访者:能听得懂。但现在我和一个男生的关系感觉已经不太正常了。

张医生:可以先把这个感觉扼杀在萌芽之中,同时限制它的发展,像计算机一样,把它先储存起来,因为你现在还不知道自己的性取向,先把和同性的感觉放缓,抓紧时间去试和异性在一起的感觉。如果已经确定是同性恋了,就没有必要抑制了,不需要去做反科学、反人性的事情,这也是正常的选择嘛。我听上去你现在是反过来筛选了,违背自己、违背家庭、违背社会的意愿,在从来没有试过另一种选择,还不知道答案的前提下就决定和同性在一起,会给你带来更多的困扰,而且你永远失去了另一种机会。可能只是解决了生理需求,后面会面临很多问题。试过之后发现就是同性恋,我们再去解决接下来的问题。我觉得还是要接受自己,我不认为同性恋和异性恋有什么区别,只是每个人的选择不一样。有些人是处于中间状态,就可以往大多数人的方向去试。不能在两种可能性同等的情况下,因为易得性而选择同性。你们学校是不是男生远远多于女生?大概的男女比例是多少?

来访者:是的,男女比例将近十比一,男多女少。

张医生:如果女多男少我估计你早就治愈了。

来访者:而且我们这里女生的外形也普遍一般。

张医生:你又是在给自己设置障碍,一般做研究的人都比较挑剔、追求完美,否则做不了科学。但这件事不是要挑别一个女孩儿有多么完美,你是不是在恋爱方面非常完美呢?得去交往试试才会和女孩儿谈情说爱,慢慢喜欢你的人才会多。如果你只是在旁边默默地看谁行谁不行,对你来说和异性交往就越来越困难,因为易得性你就选择和同性试着交往了。挑剔是对的，但要适可而止。多与异性接触，对谁有感觉了就可以试着交往。另外，如果你们系里没有喜欢的，你们学校还有其他系，你们学校不行，还有师范学院、医学院，这些学校都是女生比男生多。你的家庭背景不错，学习又很好，脑子非常聪明，只要多出去社交，充分展现你的长处，选择异性朋友的机会应该有很多。我总觉得你是因为易得性带来的问题，和男士交往很容易，找女生不容易，很容易就放弃和女生的交往。有没有人说你相对比较"宅"？

来访者：没有。

张医生：我不知道你的参照系是谁，一般"宅男"像你这种情况比较多，出去和人交往嫌麻烦，社交活动非常充分的人不会是这样的。

来访者：我的确挺挑剔的，实话说我觉得自身条件还不错，也有女生追求我，但感觉很难答应。

张医生：你是很难答应给他们婚姻还是很难答应交朋友？

来访者：交朋友。

张医生：那就看你的标准了，这些追求你的都不合格，就赶紧换个地方去找。如果嫌自己的选择面不够，还有一些专业的婚恋网站可以去尝试。更重要的是和你交往的环境有关，了解原则就知道怎么去试了，这样就能一劳永逸的解决问题了。假如你的满足能超过80％，就解决了你个人的问题，也解决了家庭的问题，还解决了自己未来在社会上的问题。我觉得你还是接触异性太少，环境刺激不够，从小家里都是兄弟没有姐妹，大学里男女比例又相差悬殊。从概率上讲，漂亮的女孩儿一般都不考名校，也很少学理工，都考电影学院、商学院了。所以，你说很难找到合意的，我能理解，但这不代表你就不去其他地方找了。每天待在宿舍里和这些男同学相处，就觉得他们是男朋友肯定不行，如果你真的是同性恋没问题，但听上去并不是这样的，得去试才知道。我这样说你能清楚吗？

来访者：非常清楚。

张医生：一件事情因为正确才去做，而不是容易才去做，对吗？

来访者：对。

张医生：所以你现在需要去做正确的事，不要去挑容易的事做，过段时间如果有下次咨询我们再讨论，即便真是双性恋或同性恋也没有问题。你觉得这样分析能对你有帮助吗？

来访者：有帮助，我从小到大在这方面的情感基础的确不多。

张医生：所以你需要去和人接触，比如你数学不好怎么办，得多练习做题,对吗？不擅长运动、身体不好,得多锻炼吧,不能坐而论道。和人打交道更是如此,你得多和"活人"交往,而不能停留在看色情片。你学的专业没有和人、生命有关的东西,对吗？

来访者：对,没有。

张医生：我说你"宅"不仅仅是物理上的"宅",在精神上你满脑子都是计算公式、数字等一些没有生命的东西。所以和人交往方面比较弱,不知道都是怎么回事,需要去练习,增加社会交往。二十几年你没有和人有更深的接触,只知道身体有强烈的需求,你知道一条河的支流是怎么产生的吗？是因为这条河前进的方向被堵住了,在旁边冲出了支流,如果前面一直通畅的话就不会产生支流了。今天通过和你的交流,我感觉你对两性都有倾向,到底是什么还不是很清楚,等你按照大多数人的方向试过之后答案自然就出来了。

来访者：如果真的接触一段时间发现不合适,对女生来说不是特别大的伤害吗？

张医生：你不能去强奸别人啊。

来访者：也就是说这是自愿的,对吗？

张医生：谈情说爱怎么能去强迫别人呢？肯定是两情相悦,你没有去骗别人,目的也不是欺骗别人。这都是水到渠成的事情,不可能是医生告诉你该怎么做,也不可能是父母告诉你怎么做,只能你自己从原则上把握。我觉得你是个很负责的好人,总为别人着想,这是好事。但你考虑得太多了,所以没什么行动。当然也不能走另一个不计后果的极端,不要染上性病,不要造成计划外的怀孕等等。你是个有道德感、有责任心的人,但总是"前怕狼后怕虎",什么事情都没做呢,开始担心这样怎么办,那样怎么办,明显是比较"宅"、不擅长和人交往的表现。这样讲能清楚吗？

来访者：非常清楚,谢谢您!

张医生：好,我们今天的咨询就到这里,下次有新的问题咱们再来讨论。但做事之前不要先考虑有多么难,类似于没有合意的女孩、和自己不匹配、会受伤害等等一大堆障碍,话外音就是我不想去做了。当年高考时你肯定没有因为题难就不考了,谈恋爱也是一样的道理,难也得做,因为这件事是因为正确才做,不是因为容易才去做,好吗？

来访者：好的,非常感谢您!

张医生：不客气,再见!

三、案例分析

1. 对同性恋的态度

作为开放的、民主的、没有偏见的社会,需要我们尊重每一个人的选择。如果是我个人的意见,我觉得应该给同性恋者发结婚证书,因为他们也有权利有自己的追求。可现状是,即使在发达的美国,同性恋也只是少数州能结婚,大多数州都不允许的,在欧洲也只有荷兰是被允许结婚的,大多数国家都不允许。可以看出,社会对同性恋的偏见依然长期存在。在这样的大背景下,当一个人怀疑自己是同性恋时,我主要从以下几方面来帮助来访者分析。

(1)同性恋的确定

来访者认为自己是同性恋,咨询师要弄清楚有没有什么根据?我们认为同性恋不是要找个大哥哥、铁哥们去依赖,或和同性变成好朋友,这都不是同性恋的标准。同性恋指的是只和同性产生性兴奋,所以我问他和同性在一起时是否有勃起、遗精等性兴奋,和这个人在一起时是否有性活动,并且感到很愉悦,这样才是同性恋。来访者告诉我,他和男性、女性都没有过性活动,但都能产生性兴奋,有勃起的反应。在这第一步里我们能够看出他的确和大多数的异性恋不一样,这是我做的第一个鉴别。

(2)评估性取向不明确的原因

我要看一下是不是他的易得性导致了这样的问题,是否一直不善于和人交往,和人交往就会焦虑,因为他是理工科的男生,很少和人打交道,当然不是说理工男都是同性恋,主要想看他是否有社交恐怖的问题,或者性格中的某种因素能引起社交时的焦虑。他把这些都否定了,认为自己既没有社交的障碍,也没有人格的障碍。既然他否定了,即使我们脑子里有问号,也要相信来访者说的话。

(3)充分利用社会资源明确性取向

来访者对男性、女性都有性兴奋,但每个都没有试过,只是因为同性容易得到,就想再往前走一步,那我们就得帮他分析清楚,如果走了这一步,身体可能是接受你了,但后面的冲击会更大。如果真是同性恋,消除社会偏见的可能性比较小了,但可以研究如何让自己接受、让家庭接受、让社会接受,甚至得到老板的信任和重用。但走这一步之前,能明显听出来他对女孩子不满意是因为学校里男女比例相差悬殊,男多女少,说明他没有接触更多的女性,没有接触优秀的女性,也没有接触他认为满意的女性,更没有和女性试过,这就是问题。他在不清楚自己性取向的前提下,先挑反方向去试,把和大多数人一样的方向放弃了,这在策略上是有问题的。我的意思是纯粹的同性恋和异性恋都不需要去试,但他确实不知道自己喜欢什么人,那就只有试了才能知道。他把时间用来看色情片,也不去和"活人"试,怎么能知道这些人带给他的是快乐还是痛苦呢?我发现他总是绕着这件事走,所以就告诉他一件事情是因为正确才去做,而不能因为容易才去做。他在考大学的时候没有走捷径,知难而进的直接考入名校,为什么这件事上就要知难而退了呢?我在这里用动机面询的方式让他去试,试过之后就知道答案了。

　　2.针对本案例的注意事项

　　在这个过程中要提醒来访者注意保护好自己、保护好对方,谈情说爱是两情相悦、真情实意的事情,是自愿的,不能强迫自己,更不能强迫对方,这不是实验,是人在青春萌动的时候水到渠成的事情。更需要注意的是,仍然有很多咨询师不能接受同性恋的问题,所以在咨询的时候需注意反移情的问题,要完全根据来访者的需求来干预。

　　总之,在我们这个大环境下,启蒙教育、性教育、正常的男女交往好像进行得不是很顺利,很多青年人在性方面的冲动都没有得到合理的解决,所以遗留下很多问题。这些事情都不应该是读了博士以后才问自己,应该早就知道才对。对于这个来访者的问题,我们能帮他解决多少就解决多少,大致的顺序、逻辑就是这样。

第三节　为什么我的脑子里总有奇怪的声音(案例三)

一、案例概览

　　来访者为30岁的年轻女性,未婚、硕士学历、工程师。来访者近两年来,经常会听到很多声音,比如听到有人评价自己、同事到领导那里打小报告等。刚开始,来访者认为这些声音都不是真实存在的,但是后来越发分不清这些声音的真实性,甚至还感觉到自己内心的想法会被别人知道,这让她感到更加恐怖。来访者难以理解自己为什么会变成这样,也不知道该如何应对自己的生活和工作。

二、咨询实录

张医生：你好，我是张医生，讲讲的你的困扰吧！

来访者：嗯，我有三个方面的问题想跟你谈。第一，我经常能听到很多声音，这个声音有个物理变化的过程。一年以前，我开始听到这个声音时，一般是评价性的语言，比如"你今天衣服穿得很好，你今天好精神"。我当时能感觉这不是一个物理的声音，只是我内心的声音被扩散到空气中去。后来这个声音就渐渐地变成了叙述性的声音。比如，有一天，我听到一个声音，而且我能判断出这个声音是我的一个同事，他说："张三到单位领导那儿告了你一状。"我认为这个声音也不是一个物理的声音，但是一个偶然的机会，我后来印证了这句话，这个人确实是在那个时间段告了我一状。从那以后，这个声音就使我感到困惑，以前的声音并没有打扰到我，这之后我感觉越来越恐怖，我无法判断这个声音到底存不存在。我总结了一下，每当我工作紧张、集中用脑，或是在嘈杂的地方，比如火车站，感觉紧张、烦躁的时候，这个声音就会加剧。各种各样的声音会出来。一旦静下来，或是在家里，这个声音就会减慢、减弱。第二，我有时候会感觉自己变成了另外的人。比如，我是学设计的，有时候我正在努力工作时，大脑会一片空白，甚至会变成是学习法律或是医学专业的人，大脑会出现很混乱的状态。更严重的时候，我好像变成了一个男士，别人在谈话期间也有意无意说你是一个很帅的小伙子。

张医生：这是你想的，并不是听到有人说你是个小伙子，对吗？

来访者：不是，我从来没有想过自己是个男士。第三，比较严重的情况是我心里想的事情会被别人看到或是知道。比如，我在跟你通话中，假设我在心里骂你一句，我就感觉你知道了，然后就会看到你会有些攻击性的行为。再比如，同事之间都是有利益关系的，相处起来谨小慎微。我在心里说句领导的坏话，没有说出口，但就会看到他知道了，并且说一些攻击我的话。

张医生：刚才你讲的这些症状有多长时间了？

来访者：两三年了。

张医生：听到别人跟你讲话的声音有多长时间了？还是这些症状加在一起两三年了？

来访者：嗯……加在一起两三年了。

张医生：一开始的时候，这些症状都是一起来的吗？你是先听到声音，然后有奇怪的想法，还是反过来？

来访者：嗯,先有些奇怪的想法,再有声音。

张医生：听到这些声音都多长时间了?

来访者：也差不多两三年了。

张医生：你听到的声音都是你熟悉的吗?

来访者：对,对。

张医生：这个声音有时候会评价你,有时候会给你通报点小道消息。有没有告诉你要去做什么事的?

来访者：没有。

张医生：比如让你去洗个澡、穿个衣服?

来访者：没有。

张医生：有同时听到两个声音的时候吗? 比如两个人在讨论、辩论。

来访者：有,有几个声音。

张医生：是互相在说事吗?

来访者：不是互相的,他们都在说,但不是在讨论问题。

张医生：但是同时听到两个或两个以上声音的情况也有,对吧?

来访者：有。

张医生：大多数时候这些声音都是在跟你讲话,对吗?

来访者：对,就是这个意思。

张医生：你的工作需要很多创造性,对吧? 不是那种印图纸、整理表格等重复性的工作,而是需要思考很多事情?

来访者：对,对。

张医生：过去没有出现这些症状之前,这些事你都做得蛮好的?

来访者：对,对,是的。

张医生：你们家里有没有人跟你有类似的毛病? 比如父母、堂兄弟姐妹。

来访者：没有,都没有,所以我跟他们说这些事他们都很难理解。

张医生：你是独生女吗?

来访者：我还有个姐姐。

张医生：姐姐很正常吗?

来访者：正常。

张医生：有没有表兄、表姐、堂兄、堂姐出现问题,看过精神科医生的情况?

来访者：没有,从来没有。

张医生：你的症状最近几个月在加重，是吗？

来访者：我感觉这几年都是这样，只要工作紧张就加重，一旦放松下来就好了，比如我现在跟你聊天的时候就没有声音。

张医生：太好了，说明你现在很放松。我想问，你在单位有可能换一个比较轻松的工作吗？

来访者：我现在也在尝试，有一定困难，也在作这方面的调整。

张医生：对，就是做一个轻松点的工作，重复性比较强的，比如替人查找资料、给人打下手，不去做那些创作性的工作，这种可能性有吗？

来访者：有，我也在考虑调整到行政办公室之类的工作。

张医生：对，每个单位都有类似这样的岗位。现在有医生跟你讨论过你得了什么病吗？

来访者：没有。

张医生：你服用过精神活力药物吗？

来访者：没有。之前我的主治医生给我开了利培酮①。

张医生：你吃了吗？

来访者：我吃了，但是现在没什么变化。

张医生：吃了多少毫克？

来访者：记不清了。

张医生：好的，因为我在电话里不能直接给你诊断，但是可以和你讨论一下类似的情况是什么问题。你刚才讲的这些情况符合一个疾病的症状，叫精神分裂症②，这个病一般都是在年轻时发病。这个疾病的常见症状几乎在你身上都出现了。第一，就是幻听，你不仅能听到声音，而且还不止一个。第二，你还有思维中断的情况，突然脑子里一片空白。第三，你还出现一些妄想，比如感觉别人告发你，这是被害妄想，另外还有时候感觉自己是个男人，这也是妄想。第四，你说到自己在心里的想法被别人知道，这叫思想广播。

---

① 利培酮：本品是新一代的抗精神病药，是强有力的 D2 拮抗剂。用于治疗急性和慢性精神分裂症以及其他各种精神病性状态的明显的阳性症状（如幻觉、幻想、思维紊乱、敌视、怀疑）和明显的阴性症状（如反应迟钝、情绪淡漠及社交淡漠、少语），也可减轻与精神分裂症有关的情感症状（如抑郁、负罪感、焦虑）。

② 精神分裂症：是一种严重的精神心理疾病，多起病于青壮年，表现为感知、思维、情感、意志行为等多方面障碍，精神活动与周围环境和内心体验不协调，脱离现实。常见病征包括幻觉、妄想及胡言乱语，严重者会有自毁及伤人的倾向，并出现社会或职业功能退化。

来访者：嗯。

张医生：幸运的是，这个疾病是可以治疗的，而且有两件事非常好，第一，你发病比较晚，是在你完成学业、参加工作之后；第二，你没有家族遗传史，这些都是预后良好的表现。这种情况下，在你用药治疗之后，就可能恢复正常，有2/3的人在治疗后一辈子保持正常，普通人看不出来有什么问题，只有专业医生才知道。

来访者：嗯。

张医生：那么为什么你原来做这些创造性的事情，包括读书的时候都很聪明呢？因为这个疾病的一个特点就是脑内多巴胺的水平比较高，这样人就容易有创造性、脑子好使。但是发病的时候，多巴胺的水平会不稳定，一会儿很高、一会儿很低，所以你会出现思维中断、大脑混乱的情况。在治疗的时候，就得通过阻断其受体把多巴胺的作用降一降。这个病还有个特点，越是压力大的时候越严重，比如工作强度大、情感受打击、人比较紧张的时候，这个病容易加重、复发，你自己已经发现这个规律了。

来访者：嗯。

张医生：刚说到生物治疗的部分，主要是药物治疗。另外，体育和音乐治疗也是生物治疗的一部分，做一些能让你放松的运动、听能让你放松的音乐。第二，心理治疗，通过和咨询师聊天，他们可以帮助你把你的疾病加重的模式分析出来，比如你在什么情况下压力大、做什么类型的工作压力大、跟什么人讲话压力大等等，帮助你更好地应对生活。第三，我刚才为什么和你讨论要换一个工作呢？因为创造性的工作不断地刺激着你的大脑，多巴胺水平会变高，你就出现幻听、妄想。那些帮助人打印、查资料等工作不需要你总是动脑筋，相对机械，对你的刺激小，这样你的疾病就不容易反复发作，这就是社会资源的匹配。以上三方面加起来就是生物—心理—社会的综合干预手段。我会再跟你的主治医生讨论一下用药和剂量的问题，即使是一种药不好使，也可以换另一种药。

来访者：嗯。

张医生：这个疾病的诊断标准最低的病程是6个月，你明显超过了这个时间。好的方面是你比较年轻，又完成了学业，如果现在再去考研究生就比较麻烦了，再加上你没有家族史，压力减轻的时候症状就随之减轻，这些都是预后良好的标志。更重要的是，你有很好的内省力，还有很多类似的病人没有主动求医的意愿，有阻抗。尽管你也在想，我的想法张医生是不是知道，他们是不是可信任的，你还是主动来求助医生，说明你的内省力受损得不严重,原来的基础也比较好,这些都会让你的预后比较好。你这个病完全治愈的可能性比较小,但是恢复到和正常人差不多的水平概率非常大,一般都不会影响你正常生活。我没有见到你本人,不能给你诊断,会和你的主治医生讨论后,让她再继续帮助你。我这样帮你分析,回答你的问题了吗?

来访者:回答了,我想再问几个问题。以我目前的情况如果正常治疗或是加强治疗的话,恢复的时间有多长?

张医生:一般需要9到12个月。

来访者:恢复的状态就是这些现象都没有了,对吗?

张医生:接近没有,个别的症状可能还会存在,比如还是能听到一点声音,但基本正常,不干扰你的生活。在治疗期间,不是到9个月的时候突然就变好了,是在你治疗一两个月的时候就会见好,持续治疗,在1年左右基本看不出和正常人有什么区别。这个病一定要早诊断、早治疗,这样一生的病程都会被改变;越晚治疗、不治疗或是治疗中"偷工减料"就会越麻烦,就像慢性病一样,越晚越不好治了。你的情况有很多预后良好的标志,通过治疗能够基本恢复正常,但不会完全正常,就像高血压的人,吃药之后血压正常,一停药,血压又高了。

来访者:我一两年内想结婚,现在可能吗?

张医生:这个病一般不太影响结婚,但是会对生小孩有些影响。一旦怀孕,就会给你带来压力,疾病容易复发。怀孕期间,又涉及减药、停药的问题。

来访者:会遗传给孩子吗?

张医生:有可能,但是概率不是很高,这个疾病绝大部分都没有家族史,就像你一样。但是父母一方有这个病的时候,孩子患有这个病的概率要高于正常人,如果父母双方都有这个病,那么孩子患病的概率会更高。所以,你如果能给自己较充分的治疗时间是最好,这个病一般在治疗一两个月的时候就会见效,9到12个月的时候就会显著变好。即使是结婚之后,也要和医生保持联系,定期复查,怀孕期间还涉及调整药物的问题,这些事都得是跟专业的精神科医生保持沟通。这个问题你考虑得很对,还有其他的问题吗?

来访者:如果我休假不工作呢?

张医生:从疾病的角度讲,休假当然是效果最好的,但是这里面涉及你的职业生涯、经济收入等问题,这些事你得跟家人讨论。一旦你不工作了,会有很多重大的变化,没有收入了,从职业女性变成家庭妇女了,很多外面的事情也不清楚了,也要看这样的转变对你的男朋友有没有影响,这些事得要考虑清楚、拿好主意。从纯粹疾病的角度看,休假、锻炼身体都是最好的,但也要看有没有这个条件。

来访者:你说的锻炼身体,什么样的方式比较好,我做瑜伽 10 年了,但是有的人让我不要再做瑜伽。

张医生:做你喜欢的就可以,这样才能坚持,跟具体某一个运动无关,只要能让你放松,同时保护自己不受伤就可以。你的目的不是做某一项运动,而是把它当成一个治疗手段,打球、游泳、瑜伽都是可以的,能让自己放松下来就好。今天我们讨论到这个疾病以及用药的问题,还包括运动、音乐治疗。在社会资源方面,换一个轻松的环境,再加上你说的结婚、生小孩的事情,这都可以继续和医生、咨询师讨论。通过生物—心理—社会的综合干预手段,你就会逐渐康复。

来访者:好的,我还想问一下,这个病一定要有细胞学的基础吗?为什么会突然变成这样呢?

张医生:这是人在压力情况下,脑内的神经递质发生异常造成的,是在细胞水平上,更可能是在基因水平发生的变化,绝大部分没有遗传。脑内的神经递质出现了不平衡,多巴胺一旦多了以后,既能使你变聪明,也会让你胡思乱想。用的药物,比如利培酮,就是多巴胺 D2 受体阻断剂,让神经递质不再作用在其受体上,这样就起到了治疗的作用。

来访者:好的,我上网去查一下。

张医生:关键还是要和医生讨论,不要自己胡思乱想,因为你不是学医的,查了信息也可能看不懂,要在医生的指导下查看,不然信息越多会越乱,会增加你的压力。

来访者:好的,谢谢您!

张医生:不客气,再见!

三、案例分析

1. 生物—心理—社会的全方位扫描

我们可以看到,这个案例症状很多、信息量也很大,我也是在 1 小时之内就完成了,有很多人会问我,为什么我的效率会这么高,我一般会遵循这样一个原则。

第一，生物—心理—社会的全方位扫描。开头第一句话我永远都是讲，"我是张医生，讲讲你的困扰吧"，也可以换个方式说，比如"为什么你今天来做咨询，是什么让你到这里来寻求帮助的"，不管怎么说，都是采用一个开放式的提问。我希望来访者在没有任何干预的情况下来讲他（她）的问题——是什么原因、什么毛病来到这里。我这个思路实际上就是 DSM-5 的诊断系统，"what's wrong with you"，就是问来访者哪儿有毛病了；再看有没有人格障碍。我问到来访者的病程有多长，是小时候就有，还是近几个月、近几年才有的，看看是否是人格方面的问题；看有没有生理上、身体上的毛病引起来访者目前的症状。我要问一下是不是他（她）的身体出现了什么异常，比如最近有甲状腺亢进，人出现幻视幻听了，或是得了肿瘤了，人变得抑郁了；另外心理和社会方面是否有些原来没有的压力，比如穷得吃不上饭，人就抑郁了；从来访者整个功能判断他（她）属于轻、中、重哪一类。本案例中的女孩明显是中度到重度。运用诊断系统实际上是在扫描来访者是否有身心疾病，有没有达到临床诊断标准。咨询师要对这些标准非常熟悉才知道她说的症状是怎么回事，其中包括思维中断、思想广播、妄想、幻听，有时候还不止一个声音等情况。

第二，我需要继续评估这个来访者有没有良好的心理素质、支持系统、收入来源等。也就是说，上面的第一点我在看他（她）的弱点、缺陷，现在我在看他（她）的强项、资源。来看病的并不是都有疾病，有的没有达到临床诊断标准，是存在有困扰。我这部分就是在看这个人有没有优点、资源，为的是导入我后面的生物—心理—社会的综合干预手段。

我们今天的来访者在生物上明显需要药物干预，达到了精神分裂症的临床诊断标准，幻听、妄想、思想广播全部都是这个疾病的典型特点，病程也超过了 6 个月，诊断就很清楚了。

2. "全人"的干预与治疗

这个来访者的情况，在生物治疗上包括音乐和体育治疗，但最主要的一定是抗精神分裂的药物；心理治疗上，需要让来访者压力小一些，比如换一份轻松的工作。她自己还提到了辞职回家的想法，那我启发她想想，你这样的决定对你男朋友有没有影响？不能只是从养病的角度出发。另外怀孕生小孩的时候怎么弄，那时候可能会加重病情，还涉及减药、停药的问题。我又在启发她，你这么着急要结婚吗？我们的治疗需要 9 到 12 个月，实际上在暗示她能不能治疗完了再去结婚,但我一定不能直接这么说;从社会资源上,看看有没有一种工作能让她感觉压力小一些,这样比较好。

在这个案例中,反映了一种思想,我要了解一个人,不仅要清楚她的症状,还要了解这个女孩是谁。我要帮助她的时候,也不是只要帮助她没有症状就达到标准了,还要她像正常人一样健康地生活,享受常人能有的事情。所以,这里我们要进行"全人"的评估和干预,而不只是把她的幻听、妄想解决了。一个人并不是没有了幻听、妄想就幸福了,对吗? 比如她谈到的结婚、生孩子的问题,那也得跟她讨论。她还问这个病是不是会遗传给小孩,我跟她讲大部分不是这样的,包括你自己。当然,带着这个基因,肯定不是好事了。她又讲到上网去查查信息,我又跟她讲,不要乱查,以免越查越多、越查越乱,再看网上有的精神分裂症更严重,担心自己未来是不是变成那样,压力就更大了,所以我告诉她要在医生的指导下去看。她也不明白,我有精神分裂症,为什么还能读到硕士,还能做创造性的工作。我告诉她原因是你脑中的多巴胺比较多,你当然就能做这些事,太多了就变成病态了。这些事情她如果都能清楚,还知道自己的预后怎么样,就会非常好。所以,这个案例看着只有短短的 30 分钟,好像很简单,实际上她问了几乎所有跟这个疾病有关的重要的事情。

所以,不管来的人是否得到了临床诊断标准,我都是按照以上这个流程来去评估和干预。我都是先用开放式的提问让来访者自己来说,听听他(她)为什么来。咨询师得知道什么时候该切入进去,问一些问题,有时候来访者反复在说同一组信息,咨询师则要抓紧问其他的信息,否则后面的问题没办法解释和回答。只有信息收集全了,评估清楚了,后面才知道该怎么干预。

主要参考文献

1. Alexander，Sam. "In Memory of Sigmund Freud"，The Modernism Lab，Yale University，retrieved 23 June 2012.

2. Curriculum Vitae of Dr. Bowen by Murray Bowen，Washington，D. C. January 1990：Dr. Bowen gave here a brief overview in his own vita. There are many other papers and audio plus video tapes available at the National Library of Medicine and at the Bowen Center for the Study of the Family. Both are located in Washington，D. C.

3. Beck，J. S. "Questions and Answers about Cognitive Therapy". *About Cognitive Therapy*. Beck Institute for Cognitive Therapy and Research. Retrieved 2008-11-21.

4. De Shazer，Steve (2005). *More than Miracles：The State of the Art of Solution-focused Therapy*. Binghamton，NY：Haworth Press.

5. Miller，W. R. ，& Rollnick，S. Motivational Interviewing，3rd ed. Guilford Press，2012.

6. Engel，George (April 8，1977). "The need for a new medical model：a challenge for biomedicine". *Science* 196 (4286)：129—136.

7. "Employee Assistance Programs for a New Generation of Employees". US Dept. of Labor. 2009-01-01. Retrieved 2011-04-02.

8. 中国精神障碍分类与诊断标准治疗(第 3 版). 中国精神障碍分类与诊断标准治疗网.

9. The Diagnostic and Statistical Manual of Mental Disorders （DSM） DSM-4 and DSM-5，published by the American Psychiatric Association （APA，via archive. org）.

10. 中华人民共和国精神卫生法(主席令第六十二号). 中国政府网.

11. 张道龙. 短程心理咨询与督导实录. 亲子教育篇. 北京：北京大学出版社，2013.